kosmos
bibliothek



Band 299

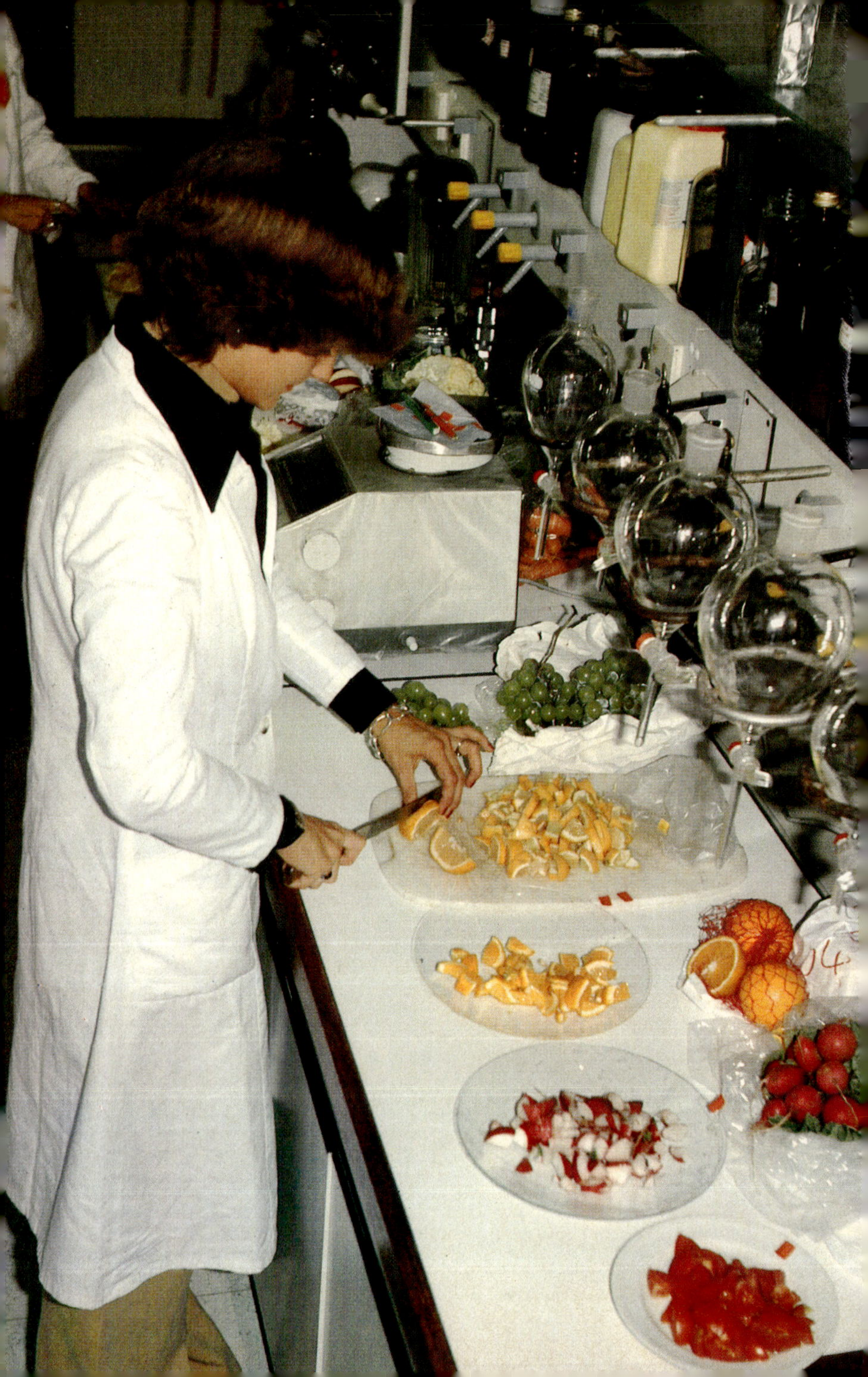

Ulrich Rüdt

# Essen wir Gift?

## Verbraucherschutz durch Lebensmittelüberwachung

Kosmos
Gesellschaft der Naturfreunde
Franckh'sche Verlagshandlung
Stuttgart

Mit 9 mehrfarbigen Zeichnungen von Klaus Meier
sowie 19 Farbfotos von Bayer Pflanzenschutz (1), U. Höch (1), Staatl. Tierärztliches Untersuchungsamt Stuttgart (1) und vom Verfasser (16) und 3 Abbildungen aus dem Archiv

Umschlag von Edgar Dambacher unter Verwendung einer Aufnahme von Annerose Schatter

**Die Bände der Kosmos-Bibliothek erscheinen als Vierteljahres-Buchbeigaben der Monatshefte Kosmos – Bild unserer Welt**

Für die Bezieher (Mitglieder) des Kosmos
bilden sie einen Bestandteil der Abonnementsleistung

Kosmos-Bibliothek 1978:
Band 297: Bechtle, Provence und Camargue in Farbe
Band 298: Kult, Kosmos-Pilzfibel
Band 299: Rüdt, Essen wir Gift?
Band 300: Woitschach, Läßt sich Zufall rechnen?

Änderungen vorbehalten

Über Veröffentlichungen, Bedingungen und Leistungen des Kosmos
unterrichtet Sie jede Buchhandlung
oder die Hauptgeschäftsstelle des „Kosmos": Postfach 640, 7000 Stuttgart 1

Bild 1 (Seite 2). Tagtäglich werden durch die Lebensmittelüberwachung in der Bundesrepublik Lebensmittel auf Zusatzstoffe sowie Rückstände und Verunreinigungen von Schadstoffen untersucht.

Franckh'sche Verlagshandlung, W. Keller & Co., Stuttgart/1978

LH 14 hö / ISBN 3-440-00299-3 / Printed in Germany / Imprimé en Allemagne
Repros: EKG, Stuttgart
Gesamtherstellung: Konrad Triltsch, Graphischer Betrieb, 8700 Würzburg

# Essen wir Gift?

# Vorwort

Als Folge des industriellen Fortschritts haben sich unsere Lebensgewohnheiten und unsere Umwelt verändert. Die negativen Auswirkungen dieser Entwicklung werden heute eher überbewertet, die positiven oft vergessen. Noch vor einem Jahrzehnt hat die Öffentlichkeit auf Umweltverunreinigungen lange nicht so scharf reagiert wie heute. Es ist daher verständlich, wenn wir auch unsere Nahrung kritischer betrachten und uns fragen, ob und wie viele Giftstoffe wir zu uns nehmen und ob auch alles mögliche getan wird, um unsere Gesundheit zu schützen.
Ich möchte in diesem Buch versuchen, die in den Lebensmitteln absichtlich oder unabsichtlich enthaltenen Stoffe darzustellen und die den Verbraucher bewegenden Fragen zu beantworten. Da es sich um eine Vielzahl von Stoffen handelt, sollen sie der Übersichtlichkeit wegen in drei Gruppen eingeteilt werden:
1. Den Lebensmitteln absichtlich zugesetzte Stoffe (Zusatzstoffe),
2. Rückstände von Stoffen aus vorausgegangener Behandlung und
3. Verunreinigungen.

Wir werden schnell erkennen, daß es sich dabei oft um Stoffe handelt, mit deren Anwesenheit in der Nahrung wir schon seit langer Zeit rechnen müssen. Rückstände von Pflanzenschutzmitteln, Verunreinigungen durch Schwermetalle oder aromatische Kohlenwasserstoffe aus der Luft treten nicht erst seit einigen Jahren auf. Zu bedenken ist auch, daß es vielfach erst die Verbesserung der chemischen Analytik ermöglichte, die oft nur in Spuren vorhandenen Stoffe exakt zu ermitteln. Außerdem war auch oft das Interesse noch gar nicht vorhanden; das neue Umweltbewußtsein mußte sich erst entwickeln.
Wir werden aber auch merken, daß die Natur selbst die am stärksten wirkenden Giftstoffe ohne menschliches Zutun erzeugt, so zum Beispiel die Mykotoxine (Schimmelpilzgifte) und die bakteriell entstandenen Gifte. Keine Chemikalie hat eine solche akute Giftwirkung! Die Wirkung der chemischen Stoffe – seien es Rückstände oder Verunreinigungen – müssen wir unter einem anderen Aspekt sehen, nämlich dem der chronischen Langzeitwirkung. Das ist eine Fragestellung unserer Zeit an den Umwelt- und Nahrungsmitteltoxikologen.

Ulrich Rüdt

# Lebensmittelzusatzstoffe

Täglich lesen wir auf den Packungen von Lebensmitteln oder auf der Speisekarte Hinweise wie „mit Konservierungsstoff", „Belegkirschen mit Farbstoff", „geschwefelt" usw. Die dabei auftauchende Frage, ob diese Zusatzstoffe unbedenklich seien, ist nur allzu verständlich. Jeder von uns hat wohl auch eine gewisse Abneigung gegen jede Veränderung von Lebensmitteln; die Assoziation „nicht natürlich – künstlich – chemisch – Chemikalie – Gift" ist aber eigentlich nicht berechtigt.

Daß in früheren Jahrzehnten durchaus bedenkliche Mißgriffe vorkamen, zeigt die Verwendung des Farbstoffes Buttergelb (chem. Dimethylaminoazobenzol) zur Färbung von Butter und Margarine. Wie japanische Forscher vor dem Zweiten Weltkrieg feststellten, verursacht dieser synthetische Farbstoff bei Ratten Lebertumore. Die Verwendung von Buttergelb für Lebensmittel wurde deshalb verboten. Später wurde eine solche krebserregende Wirkung auch noch bei anderen Farbstoffen mit ähnlicher Zusammensetzung beobachtet, die dann für Lebensmittel ebenfalls nicht mehr in Frage kamen. Solche Mißgriffe in der Auswahl von Zusatzstoffen sind heute nahezu undenkbar. Der Grund dafür ist die Aufstellung von positiven Listen, in denen diejenigen Stoffe aufgeführt sind, die verwendet werden dürfen. Alle anderen Stoffe sind verboten (siehe auch „Ein Kapitel Lebensmittelrecht", S. 67).

Welchen Kriterien muß aber nun ein Stoff standhalten, bevor er in eine solche Positivliste aufgenommen wird und damit zugelassen ist?

1. Der Stoff muß gesundheitlich unbedenklich sein.

Geprüft wird die gesundheitliche Unbedenklichkeit im Tierversuch. Man untersucht die akute und chronische Toxizität bei möglichst mehr als einer Tierart und achtet auf Wachstum, Fortpflanzung, Lebensdauer, Darmfunktion, chemische Zusammensetzung des Blutes, Funktion der Organe (besonders der Leber) sowie auf cancerogene (krebserregende) und teratogene (mißbildende) Wirkung. Ebenso wird geprüft, ob beim Stoffwechsel Metaboliten (Nebenprodukte) entstehen, die ihrerseits giftig sein können, ob der Stoff sich im Organismus anreichert und wie er ausgeschieden wird. Aufgrund aller Ergebnisse und einer Sicherheitsspanne von 100 wird dann die für das Lebensmittel zulässige Menge errechnet.

2. Die Notwendigkeit seiner Anwendung muß erwiesen sein.

Dies bedeutet, daß etwa Farbstoffe nur für solche Lebensmittel verwendet werden dürfen, die bei ihrer Herstellung mißfarbig geworden sind (Marmeladen, Belegfrüchte) oder denen von Natur aus eine einheitliche oder ansprechende Farbe fehlt (Kaviarersatz, Seelachsschnitten). Dies bedeutet auch, daß zur Haltbarmachung und damit Werterhaltung von Fischhalbkonserven Konservierungsstoffe nötig sind.

3. Der Verbraucher darf durch das Zusatzmittel nicht über die wahre Qualität des Lebensmittels getäuscht werden.

Ein minderwertiges Lebensmittel darf also nicht so aufgefärbt werden, daß es dadurch den Anschein einer guten Qualität erhält.
Betrachten wir diese Voraussetzungen für die Aufnahme eines Lebensmittelzusatzstoffes in eine Positivliste, so müssen wir zu dem Schluß kommen, daß in diesem Bereich der Gesundheitsschutz optimal gewährleistet ist. Gesundheitsschädigungen durch Zusatzstoffe sind nur dann denkbar, wenn die festgelegten zulässigen Höchstmengen überschritten werden oder wenn gar ein unzulässiger Zusatzstoff verwendet wird. So traten z. B. nach dem Genuß von ausländischen Tafeltrauben vor allem bei Kindern Magenbeschwerden und Erbrechen auf. Die Ursache hierfür fand sich leicht bei der chemischen Untersuchung der Trauben, die Schweflige Säure bis zu einer Menge von 350 mg/kg enthielten. Ein findiger Polizeibeamter fand zusammen mit einer Verkäuferin auch heraus, wie die Schweflige Säure in die Trauben gelangt war: Unter dem Einlagepapier lag am Boden der Steigen ein Beutel mit der vielsagenden Bezeichnung „$SO_2$-Generator“ mit einem Salz, das an der Luft Schweflige Säure entwickelte, die die Trauben konservieren sollte. Die Schwefelung von Tafeltrauben ist aber unzulässig, und durch die hohe Dosis kam es zu den geschilderten Gesundheitsschäden. Gegen Vorschriften wird auch verstoßen, wenn ein mit Pimaricin – einem Stoff zur Schimmelbekämpfung – behandelter Importkäse in Deutschland in den Handel kommt, wie es im Jahr 1977 verschiedentlich geschah.
Trotz der oben beschriebenen Prüfprozedur bis zur Zulassung eines Stoffes kann es doch einmal vorkommen, daß später Verdachtsmomente auftauchen, die eine Überprüfung notwendig machen. So geschah es mit dem Weinbehandlungsmittel Pyrokohlensäurediäthylester (Handelsname Baycovin). Baycovin verwendete man, um bei Wein nach dem Abfüllen Nachgärungen zu verhüten. Man konnte diesen Stoff als völlig unbedenklich ansehen, denn er zerfällt im Wein in Alkohol und Kohlensäure, zwei Bestandteile, die im Wein natürlicherweise vorhanden sind. Mit den verfeinerten Methoden der analytischen Chemie konnte man aber feststellen, daß der Stoff in kleinen Mengen mit Weininhaltsstoffen zu einer Verbindung reagieren kann, die eine ähnliche Konstitution wie bestimmte Schlafmittel hat und in einem Lebensmittel mindestens als unerwünscht, wenn nicht als gesundheitlich bedenklich anzusehen ist. Die Zulassung wurde daraufhin zurückgezogen. In einem anderen Fall wurde für den gleichen Zweck unzulässigerweise Bromessigsäureester verwendet, der in Reinsubstanz hochgiftig ist. Obwohl er im Wein nur in geringen Mengen vorhanden war und obwohl diese Restmengen nach heutigem Wissen in unbedenkliche Bestandteile zerfallen, wurde der Wein vernichtet.

Bild 2 (rechts oben). Zur Isolierung künstlicher Farbstoffe aus Lebensmitteln wie z. B. Speiseeis (im Bild geschmolzen) kann man die Farbstoffe auf Wolle auffärben und nach Ablösen untersuchen.
Bild 3 (rechts unten). Zwei fertige Papierchromatogramme mit einigen Lebensmittelfarbstoffen. Unterschiedliche Lösungsmittel nehmen die Farbstoffe entsprechend ihrer chemischen Konstitution verschieden weit mit. Die Farbstoffe werden auf der Startzone (jeweils links) aufgetragen, d. h., zur korrekten Betrachtung müßte man die Chromatogramme um 90° nach links drehen.

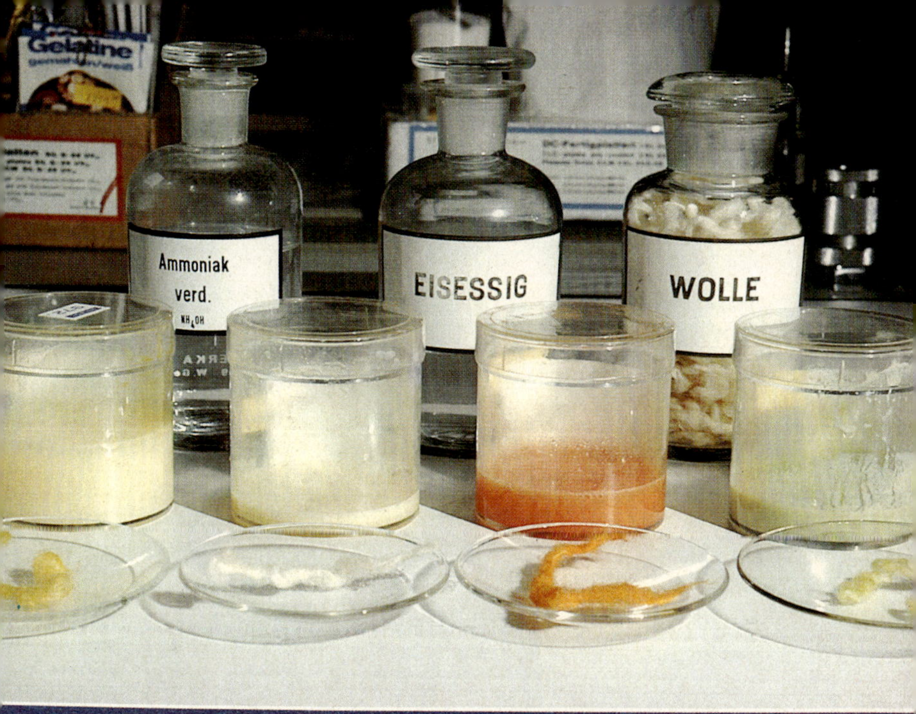
Gelatine
Ammoniak
verd.
EISESSIG
WOLLE

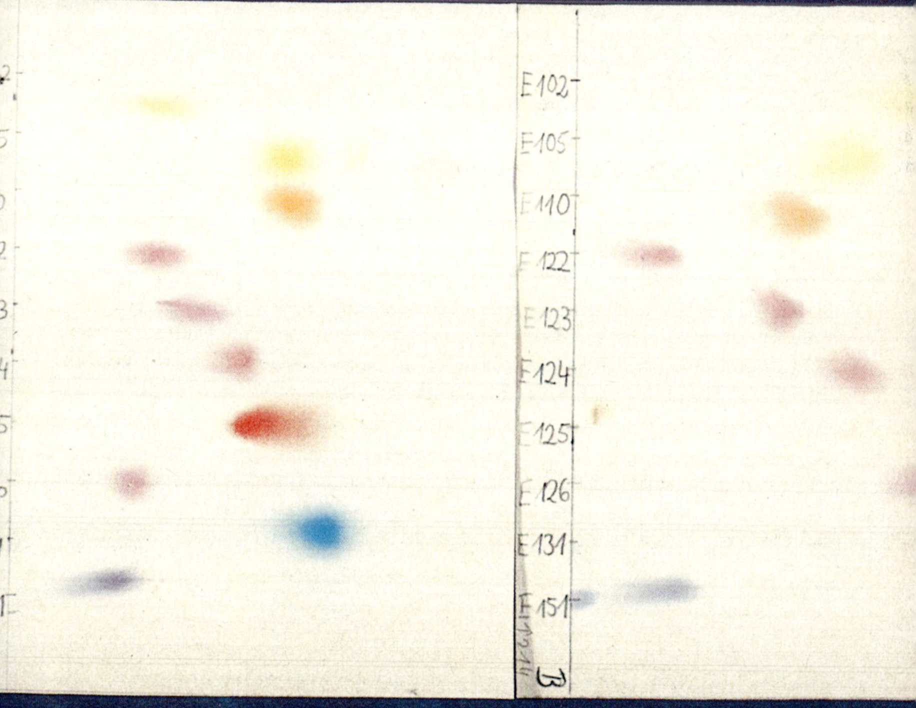
E102
E105
E110
E122
E123
E124
E125
E126
E131
E151

Auf den folgenden Seiten sollen einige Zusatzstoffe im einzelnen beschrieben werden:

## Farbstoffe

Zum Färben von Lebensmitteln sind 32 Farbstoffe verschiedener Farbtöne zugelassen, darunter mehrere Farbstoffe natürlicher Herkunft wie zum Beispiel Beetenrot oder Paprikaextrakt. Außerdem sind Farbstoffe zum Färben der Überzüge von Käse und der Hüllen von Gelbwurst, der Eierschalen und für Stempelfarben (Fleischbeschau) aufgeführt. Grundlebensmittel wie Fleisch- und Wurstwaren, Milch, Brot, Butter, Wein, Bier u. a. dürfen nicht gefärbt werden.

## Bleichend wirkende Stoffe

Bleichen ist praktisch das Gegenteil von Färben und soll eine unerwünschte Farbe beseitigen. So wurde früher Mehl gebleicht, oder man beseitigte die unansehnliche Farbe bei Fetten. Alle hierfür in Frage kommenden und verwendeten Chemikalien haben eine unangenehme Eigenschaft gemeinsam: Sie zerstören durch Oxidation das Vitamin A und auch dessen Vorstufe, das Carotin, und Vitamin $B_1$. Das reichte aus, um alle Bleichmittel für Mehl zu verbieten. Hinzu kam noch, daß bei Anwendung eines bestimmten Bleichmittels (Stickstofftrichlorid, sog. „Agene-Verfahren“) nach Verfütterung des Mehles bei Hunden hysterisch-nervöse, epilepsieartige Anfälle auftraten, die darauf zurückzuführen waren, daß das Bleichmittel mit einem Eiweißbestandteil des Mehles (Methionin) zu einer hochgiftigen Verbindung reagierte. Auch Backverbesserungsmittel mit Ausnahme der Ascorbinsäure (Vitamin C) sind verboten.

## Chemische Konservierungsstoffe

Die Haltbarmachung von Lebensmitteln durch chemische Konservierung ist nicht neu. So sind die folgenden Verfahren uralt: Salzen von Fleisch, Trockenpökeln von Fleisch und Wurst, Einlegen in Zucker-Alkohol oder Säurelösung (Rumfrüchte, Gurken), Einlegen in Wasserglas (Eier), Räuchern.
Von diesen traditionellen Verfahren müssen wir die Haltbarmachung durch den Zusatz von chemischen Konservierungsstoffen unterscheiden, obwohl der verfolgte Zweck der gleiche ist. Erst die Haltbarmachung erlaubt, daß auch leicht verderbliche Lebensmittel wie Fischhalbkonserven (Bismarckheringe, Seelachs, Rollmops), Mayonnaise, Feinkostsalate u. a. länger aufbewahrt und über weite Strecken transportiert werden können. Schließlich bedeutet Frischerhaltung auch Nährwerterhaltung, und damit hat auch die chemische Konservierung eine volkswirtschaftliche Bedeutung.

Vier chemische Konservierungsstoffe sind bei uns zugelassen: Sorbinsäure und ihre Salze (1), Benzoesäure und ihre Salze (2), para-Hydroxybenzoesäureäthyl- und -propylester (3) („PHB-Ester“), Ameisensäure (4). Die Zahlen in Klammern sind Kennummern, mit deren Hilfe die Konservierungsstoffe etwa auf Speisekarten angegeben werden können, wenn ihre Bedeutung an anderer Stelle erläutert wird. Diese Konservierungsmittel sollen das Wachstum von Mikroorganismen verhindern oder hemmen.

Diese Aufgabe erfüllt die *Sorbinsäure* gegenüber Schimmelpilzen und Hefen sehr gut. Sorbinsäure steht chemisch den Fettsäuren sehr nahe und wird im menschlichen Körper vollständig abgebaut. Wegen dieser „Fettsäureähnlichkeit“ ist sie physiologisch unbedenklich. Allerdings können auch Schimmelpilze die Sorbinsäure abbauen. Das hat für den Verbraucher den Vorteil, daß ein mit Sorbinsäure konserviertes Lebensmittel vorher unbedingt schimmelfrei gewesen sein muß, weil sonst die Sorbinsäure innerhalb kurzer Zeit nicht mehr wirkt.

Auch die *Benzoesäure* wirkt hauptsächlich gegen Schimmelpilze und Hefen, weniger gegen Bakterien. Ihre Wirksamkeit ist auf saure Lebensmittel beschränkt. Sie wird deshalb hauptsächlich bei der Konservierung von Fischmarinaden, bei sauren Feinkostsalaten, Obsterzeugnissen und Sauerkonserven verwendet. Im Gegensatz dazu kann man die *„PHB-Ester“* universeller einsetzen, das heißt nicht nur in sauren Lebensmitteln. Sie sind besonders gut gegen Bakterien wirksam, haben aber den Nachteil, daß sie das Lebensmittel geschmacklich beeinflussen können, wenn die Dosierung die höchstzulässige Menge erreicht.

Ebenfalls gegen Bakterien wirkt die *Ameisensäure* im sauren Bereich. Praktisch angewendet wird sie bei der Konservierung von Fischerzeugnissen; sie ergänzt die Benzoesäure vorteilhaft in der Wirkung.

Ein weiteres besonderes Konservierungsmittel ist die *Schweflige Säure.* Dieser Stoff wirkt neben seiner Eigenschaft als Konservierungsmittel noch gegen Verderbnis durch Sauerstoffeinwirkung und wirkt hemmend auf farbverändernde Enzyme. Deshalb ist die Schweflige Säure etwa bei der Kellerbehandlung des Weines unentbehrlich („Schwefeln“), weil sie Oxidationsvorgänge im Wein und damit ein vorzeitiges Altern verhindert. Weil die Bezeichnung „naturrein“ allgemein auch dann verboten ist, wenn zulässigerweise ein Zusatzstoff verwendet wird, und weil derartige Kellerbehandlungsverfahren bei Wein immer durchgeführt werden müssen, verbietet auch das Weingesetz die Bezeichnung „naturrein“ oder „natur“ ab dem Jahrgang 1971.

Geschälte Kartoffeln, roher Kartoffelkloßteig, Konfitüren, Marmeladen und Meerrettich würden durch Enzymeinwirkung dunkelbraun und unansehnlich; die Schweflige Säure hemmt die dafür verantwortlichen Enzyme und wirkt so farbstabilisierend.

Eine unangenehme Nebenwirkung hat Schweflige Säure allerdings: Sie zerstört Vitamin $B_1$, das für den Kohlenhydratstoffwechsel wichtig ist. Leider ist die Verträglichkeit bei Menschen sehr unterschiedlich. Manche Personen vertragen bis zu 1000 mg und mehr völlig symptomlos, andere klagen bereits nach Einnahme von 10 – 20 mg über Kopfschmerzen und Übelkeit.

Wir sind heute gewohnt, das ganze Jahr über frische Orangen, Zitronen, Grapefruit und andere Früchte kaufen zu können. Damit das möglich ist, müssen die Früchte auch aus weiter entfernt liegenden Anbaugebieten der Erde herangeschafft werden. Um die noch nicht vollreif geernteten Früchte auf dem Transportweg vor einem Befall durch Grün- und Blauschimmel zu schützen, verwendet man *Fruchtbehandlungsmittel.* Erlaubt sind die Stoffe Diphenyl, o-Phenylphenol, Thiabendazol und einige Wachse. Wir kennen sie von den Obst- und Gemüseständen her, wo ein Schild „mit XY, Schale nicht zum Verzehr geeignet" darauf hinweist und deutlich macht, daß man nicht die ganze Frucht verarbeiten kann. Es handelt sich hier also nicht um ein eigentliches Konservierungsmittel, sondern um ein Schutzmittel der Schale, die dann allerdings aus geruchlichen und geschmacklichen Gründen für die Weiterverarbeitung etwa zu Zitronat oder Orangeat nicht mehr in Frage kommt. Eine solche Weiterverwendung ist im gewerblichen Bereich geradezu verboten, was bedeutet, daß zum Beispiel die Beigabe einer schalenbehandelten Zitronenscheibe zu einem Weizenbier oder zu einem Cocktail an der Bar nicht erlaubt ist. Die Schalenbehandlungsmittel werden auf die Früchte aufgedampft, durch Tauchen in eine Wachslösung aufgebracht, oder das Einwickelpapier wird damit präpariert. Im Fruchtfleisch und im Saft sind diese Mittel meist nicht nachzuweisen oder nur in ganz geringen Mengen.

Die Pflicht zur Deklaration wird leider oft nicht so ernstgenommen, wie der Verbraucher und die Lebensmittelüberwachung dies wünschen. Ebenso wird mit Angaben wie „Naturrein", „Natürlich", „Naturzitrone" u. ä. leider häufig unzulässigerweise geworben, denn alle diese Bezeichnungen sind auch dann nicht erlaubt, wenn das Lebensmittel einen zulässigen Zusatzstoff enthält oder wenn Rückstände von Pflanzenschutzmitteln nachgewiesen werden können. Das Gesetz richtet sich hier nach der Ansicht des Verbrauchers, daß das Wort „Natur" nur für ein Lebensmittel stehen kann, das keinerlei Fremdstoffe enthält.

Tabelle 1. Untersuchungsergebnisse von Zitrusfrüchten (Chem. Landesunters.Anstalt Stuttgart).

| beanstandet wurden | | | | | | wegen |
|---|---|---|---|---|---|---|
| 1971 | 1972 | 1973 | 1974 | 1975 | 1976 | |
| 30% | 26% | 30% | 9% | 4,2% | 1,2% | Schalenbehandlungsmittel nicht einwandfrei angegeben |
| 44% | 58% | 70% | 56% | 60% | 5,6% | unzulässige Werbung „natur" o. ä. |

Die bedenklich hohen Zahlen zeigen, wie häufig der Verbraucher mit mangelhaften oder falschen Angaben irregeführt wird. Besonders aufmerksam und kritisch sollten wir dann sein, wenn uns „Jaffa"- oder „Outspan"-Produkte ohne Angabe von Schalenbehandlungsmitteln angeboten werden, denn diese Früchte enthalten sie sehr häufig, weil sie sonst während des Schiffstransportes verderben könnten.

## Antioxidationsmittel

Durch die Einwirkung von Sauerstoff und Licht werden Fette ranzig. Diese Erscheinung kennen wir wohl alle, wenn wir ein Fett wie zum Beispiel Schweineschmalz zu lange aufbewahrt haben und es dann abartig riecht und kratzig schmeckt. Den chemischen Vorgang des Fettverderbs durch den Angriff des Luftsauerstoffs nennt man Oxidation. Oxidiert werden vor allem die ernährungsphysiologisch bedeutsamen essentiellen Fettsäuren. Der negative Einfluß des Sauerstoffes wird verhindert, wenn das Fett Stoffe enthält, die den Sauerstoff auf sich ziehen und so vom Fett fernhalten. Solche Stoffe nennt man Antioxidantien oder Antioxidationsmittel, weil sie der Oxidation entgegenwirken. Viele Fette enthalten im Tocopherol (Vitamin E) einen sehr wirksamen Oxidationsschutz, so das an Vitamin E besonders reiche Weizenkeimöl, aber auch viele andere tierische und pflanzliche Fette und Öle. Auch Lecithin oder das gelbe Carotin sind solche natürlichen Antioxidantien. Tocopherol und Lecithin waren als natürlich vorkommende Stoffe schon immer als Zusatz erlaubt. Darüber hinaus gibt es eine Reihe synthetischer Substanzen für den gleichen Zweck. Obwohl ihre Verwendung für Speisefette bei deren schonender Bearbeitung nicht erforderlich ist, wurden sie im Ausland früher schon vielfach verwendet. Im Rahmen der Harmonisierungsbestrebungen der Europäischen Gemeinschaft mußten auch in Deutschland schließlich synthetische Antioxidantien für einige wenige Lebensmittel zugelassen werden. Dabei handelt es sich um Octylgallat, Dodecylgallat und Butylhydroxyanisol (BHA), die man bei der Herstellung von Erzeugnissen wie z. B. Trockensuppen, Kartoffelchips, vorgebackenen Pommes frites und Marzipan verwenden darf. Für Kaugummi ist außerdem Butylhydroxytoluol (BHT) erlaubt. Die Deklaration ist durch die Worte „mit Antioxidationsmittel" vorgeschrieben.

## Pökeln mit Nitrit

Durch Pökeln mit Nitrit will man Lebensmittel färben, obwohl das Pökeln auch der Aromabildung dient. Schlachtfrisches Fleisch hat bekanntlich eine rosarote Farbe, bedingt durch den Farbstoff Myoglobin des Muskelfleisches. Beim Kochen geht dieser Farbstoff in den uns vom Siedfleisch her bekannten graubraunen, unansehnlichen Farbton über. Da diese Farbe aber zumindest bei der Wurstfabrikation unerwünscht ist, hat man im Pökeln eine Abhilfe gefunden, indem man der Lake Salpeter (Natrium- oder Kaliumnitrat) zusetzt. Nitrat wird durch die Einwirkung der sogenannten Pökelflora, das sind nitratreduzierende Bakterien, teilweise zu Nitrit reduziert. Das Nitrit lagert sich an den Farbstoff Myoglobin an und bildet als Nitrosomyoglobin eine kochbeständige Verbindung. Diesen Vorgang des Pökelns nennt der Metzger „Umrötung". Um den Vorgang zu vereinfachen und auch sicher zu machen, nimmt man heute das sogenannte Nitritpökelsalz, eine Mischung aus Kochsalz mit mindestens 0,5% und höchstens 0,6% Natriumnitrit. Diese Zusammensetzung ist eigens in einem Nitritgesetz festgelegt. Natriumnitrit ist allerdings ein ausgesprochenes Blutgift; es bildet mit dem roten Blutfarbstoff Hämoglobin das Nitrosohämoglobin, das nicht mehr als Sauerstoffüberträger fungieren kann. Die Einnahme von 4 g Natriumnitrit ist für einen Erwachsenen tödlich, sie führt zur inneren Erstickung.

Um Vergiftungen zu verhüten, ist in dem erwähnten Nitritgesetz bestimmt, daß Natriumnitrit nur in Form des Nitritpökelsalzes verwendet werden darf. Dadurch wird gewährleistet, daß das Nitrit stets in einer von der Kochsalzmenge abhängigen Dosis verwendet wird und eine Nitritmenge von ca. 15 mg/100 g Fleischware nicht überschritten wird. Würden gefährliche Dosen von Nitrit erreicht, wäre gleichzeitig die Kochsalzmenge so erhöht, daß die Wurst versalzen wäre und deshalb ungenießbar würde. Gefährliche Dosen an Nitrit können allerdings dann entstehen, wenn – wie vor vielen Jahren im sogenannten „Nitritskandal" geschehen – entgegen der Vorschrift des Nitritgesetzes reines Natriumnitrit an Metzger geliefert und von diesen auch noch verarbeitet wird.

Neuerdings muß man sich bei Verwendung von Nitrit auch fragen, ob aus Nitrit krebserregende Substanzen wie Nitrosamine entstehen können.

Diese Gruppe von krebserregenden Substanzen hat man erst in den letzten Jahren in Verbindung mit Lebensmitteln näher untersucht. Vom Tierversuch her weiß man längst, daß das Dimethylnitrosamin als Vertreter dieser Stoffgruppe ein Lebergift und eine stark wirkende cancerogene Substanz ist. Als man weiter bei Laborversuchen feststellen konnte, daß sich Nitrosamine aus bestimmten stickstoffhaltigen Stoffen (sekundäre Amine) bei gleichzeitiger Anwendung von Nitrit im sauren Milieu bilden können, fragte man sich sofort, ob eine solche chemische Reaktion mit der Bildung von Nitrosaminen auch in der menschlichen Nahrung etwa im Magen passieren kann. Geeignete stickstoffhaltige Substanzen nehmen wir entweder mit der Nahrung in Form von Aminosäuren im Eiweiß oder als Stoffwechselprodukt von Bakterien oder in Form von bestimmten schmerzstillenden Medikamenten auf. Nitrit andererseits erhalten wir aus gepökelten Wurstwaren, und ein saures Milieu ist im Magen sowieso vorhanden. Rein theoretisch war die Befürchtung also richtig, und in der Tat konnte sogar ein Laborversuch mit menschlichem Magensaft die Richtigkeit der Theorie zeigen.

In der Praxis spielen aber noch mehr Faktoren mit. Fraglich ist, wie viele der zur Synthese benötigten Ausgangsstoffe mit der täglichen Nahrung angeboten werden und auch, wie sauer der Speisebrei ist. Schließlich konnte nachgewiesen werden, daß Gerbstoffe und Vitamin C die Bildung der Nitrosamine verhindern. Beide Substanzen sind fast immer in unserer Nahrung enthalten.
Es wäre also verfrüht, wenn man schon heute das Nitritpökelsalz verdammen würde, denn es spricht wenig dafür, daß es im menschlichen Körper gefährlich wirkt. Da sich andererseits mit krebserregenden Stoffen auch in kleinsten Mengen nicht spaßen läßt, sollte man dem möglichen Entstehen von Nitrosaminen im menschlichen Körper besondere Aufmerksamkeit schenken. Übrigens hat man in Tierversuchen beim Zusammentreffen von Nitrit aus der Nahrung mit aminophenazonhaltigen Arzneimitteln Nitrosamine gefunden. Diese Arzneimittel werden deshalb von den Herstellern freiwillig aus dem Handel genommen.
Bedingt durch neue Erkenntnisse von Chemie und Medizin tauchen also neue Fragen im Hinblick auf unsere tägliche Nahrung auf, von denen man vor wenigen Jahren nichts ahnen konnte.

## Stoffe für die Trinkwasseraufbereitung

Der Verbraucher erwartet von Wasser aus dem öffentlichen Netz, daß es Trinkwasser ist. Er verbindet damit die berechtige Vorstellung, daß das Trinkwasser chemisch und bakteriologisch einwandfrei ist. Während in früheren Jahrhunderten – abgesehen von den Wasserversorgungsanlagen des Römischen Reiches – Wasser aus Zisternen, Brunnen, Quellen, Bächen und Seen verwendet wurde, wird das wichtige Lebensmittel Trinkwasser heute vor der Einspeisung in das öffentliche Versorgungsnetz aufbereitet, um die beschriebenen Anforderungen zu erfüllen. Zu diesem Zweck sind eine Reihe von Stoffen erlaubt, die das Wasser klären, entkeimen, entsäuern oder enthärten sollen. Gleichzeitig sollen damit Korrosionsschäden an öffentlichen und privaten Leitungen verhütet werden.
Für die chemische Klärung kommen z. B. Eisen- und Aluminiumsalze, für die mechanische Filtration Tone und Aktivkohle in Frage. Zur Entkeimung werden Chlor und chlorabspaltende Verbindungen, Ozon oder Silbersalze zugelassen. Zur Bildung von Kohlensäure verwendet man Calciumkarbonat, Magnesiumkarbonat u. a., enthärtet wird das Wasser mit Kalk, Phosphaten oder mit Ionenaustauschern. Von diesen Chemikalien dürfen nach erfolgter Aufbereitung im Trinkwasser nur noch die in einer Verordnung angegebenen Restmengen enthalten sein. Hierauf und auf die übrige chemische und bakteriologische Beschaffenheit wird das Trinkwasser im Wasserwerk vor Einspeisung in das öffentliche Netz und ebenso von der amtlichen Überwachung beim Abnehmer überprüft. Trinkwasser ist so das am besten überwachte Lebensmittel überhaupt, und jeder Verbraucher kann sicher sein,

daß er das aus der Leitung kommende Wasser bedenkenlos trinken und zur Bereitung seiner Nahrung verwenden kann.

### Süßstoffe

Bei dem Wort Süßstoff denken wir an Saccharin, Dulcin, Cyclamat, die als Zuckerersatz in der zuckerfreien Diät des Diabetikers dienen, aber ihrer Kalorienarmut wegen auch zu anderen diätetischen Zwecken bei Abmagerungskuren verwendet werden. Mit wenigen Ausnahmen sind sie als Zusatzstoffe für Lebensmittel verboten (Verbotsprinzip!). Bei bestimmten Diabetiker-Lebensmitteln dürfen Saccharin und Cyclamat verwendet werden. In allen Fällen besteht aber Deklarationspflicht.
Saccharin hat eine etwa 550mal stärkere Süßkraft als Rohrzucker. Nachteilig ist, daß viele Menschen bei höheren Konzentrationen einen bitteren Nachgeschmack bemerken. Dulcin wirkt bei Aufnahme größerer Mengen vor allem bei Kindern ausgesprochen giftig und wurde deshalb unter Rezeptpflicht gestellt. Als Lebensmittelzusatzstoff kommt es deshalb und wegen der im Tierversuch beobachteten Lebergeschwüre nicht in Frage. Das heute häufig verwendete Cyclamat wäre fast auch in Deutschland verboten worden, nachdem in den Vereinigten Staaten an Ratten nach langdauernder, hochdosierter Cyclamatgabe Blasengeschwülste festgestellt worden waren. Auf dem internationalen Süßstoffsymposion in Hannover 1973 wurde dann das Cyclamat rehabilitiert, die cancerogene und die teratogene Wirkung konnten nicht bestätigt werden.

## Rückstände von Stoffen aus vorausgegangener Behandlung

### Pflanzenschutz-, Pflanzenbehandlungs- und Vorratsschutzmittel

Die Bevölkerung der Erde hat sich allein in diesem Jahrhundert mehr als verdoppelt. So lebten im Jahr 1976 auf der Erde rund 4 Milliarden Menschen. Die Gesamtbevölkerung wächst jährlich um etwa 2%, das sind über 200 000 Menschen täglich. Ungefähr 500 Millionen Menschen hungern, mehr als 1,5 Milliarden sind einseitig oder unzureichend ernährt. Und immer mehr Menschen hungern oder werden nicht ausreichend ernährt.
Durch den Befall von Schädlingen, durch Pflanzenkrankheiten und Unkräuter entsteht jährlich ein Ernteverlust von 35% der möglichen Ernte, das ist ein Verlust im

Werte von 70 – 90 Milliarden Dollar. Dieser Verlust wiegt noch schwerer, bedenkt man, daß er gerade in den Gebieten am größten ist, die schon heute unter Nahrungsknappheit leiden, wie z. B. in Ländern Asiens, Afrikas und in der Volksrepublik China.
Hinzu kommen noch nach der Ernte eingetretene Verluste während der Lagerhaltung, auf Transportwegen usw. Die oben angeführten Zahlen genügen, um die Notwendigkeit von Pflanzenschutzmaßnahmen zu beweisen. Die eine Aufgabe des Pflanzenschutzes ist es also, die erheblichen Verluste in der Quantität zu verhüten oder wenigstens wesentlich zu mindern. Darüber hinaus gelingt es, durch den Schutz der Pflanzen vor Schädlingen, Krankheiten und Unkraut den Ertrag pro Hektar wesentlich zu steigern, dies meist bei gleichzeitiger Verbesserung der Düngung. Als Beispiel soll der Reisanbau in Japan dienen: Der Ertrag lag vor dem Zweiten Weltkrieg bei 25 Doppelzentner pro Hektar (dz/ha) und schwankte stark. Heute liegt er bei 52 dz/ha, und die jährlichen Ertragsschwankungen sind fast völlig ausgeglichen. Oder der Kartoffelanbau in Deutschland: Der Ertrag stieg von ca. 60 dz/ha um die Jahrhundertwende auf ca. 170 dz/ha im Jahre 1950. Neben dieser Ertragssteigerung kommt dem Pflanzenschutz besonders in hochentwickelten Ländern noch eine wichtige Rolle in der Erzeugung qualitativ hochwertiger Nahrung zu. Der Verbraucher ist gewohnt, pflanzliche Nahrung von einwandfreier äußerer und innerer Beschaffenheit zu erhalten. So würde er denn auch keine von der Obstmade oder von Schorf befallenen Äpfel kaufen, noch nicht einmal zu niedrigen Preisen. Andererseits will auch der Erzeuger verdienen, er wird deshalb Obst und Gemüse von hoher Handelsqualität auf den Markt bringen, um damit einen rentablen Erlös zu erzielen.

## Der chemische Pflanzenschutz

Pflanzenschutz mit Hilfe chemischer Stoffe wird heute am häufigsten geübt. Einige wichtige im Pflanzenschutz verwendete Chemikalien sind zum Beispiel Lindan, E 605 (Parathion), Dieldrin, Dithiocarbamate, Quintozen und das heute verbotene DDT (*D*ichlor*d*iphenyl*t*richloräthan). Um nicht immer von Pflanzenschutz-, Pflanzenbehandlungs- und Vorratsschutzmitteln reden zu müssen, wie die offizielle Bezeichnung lautet, hat man die Kurzbezeichnung „Pesticide“ eingeführt (abgeleitet vom engl. pest = Schädling, Plage und dem lat. Zeitwort caedere = töten).
Alle in Deutschland gebräuchlichen und amtlich geprüften Pesticide sind in einem Pflanzenschutzmittel-Verzeichnis aufgeführt, das mehr als tausend Handelspräparate kennt. Man kann sie unterteilen in: Fungicide (pilztötende Mittel), Insekticide (insektentötende Mittel), Akaricide (Mittel gegen Spinnenmilben), Nematicide (Mittel gegen Fadenwürmer), Molluskicide (Mittel gegen Schnecken), Rodenticide (Mittel gegen Nagetiere), Herbicide (Mittel gegen Unkräuter).

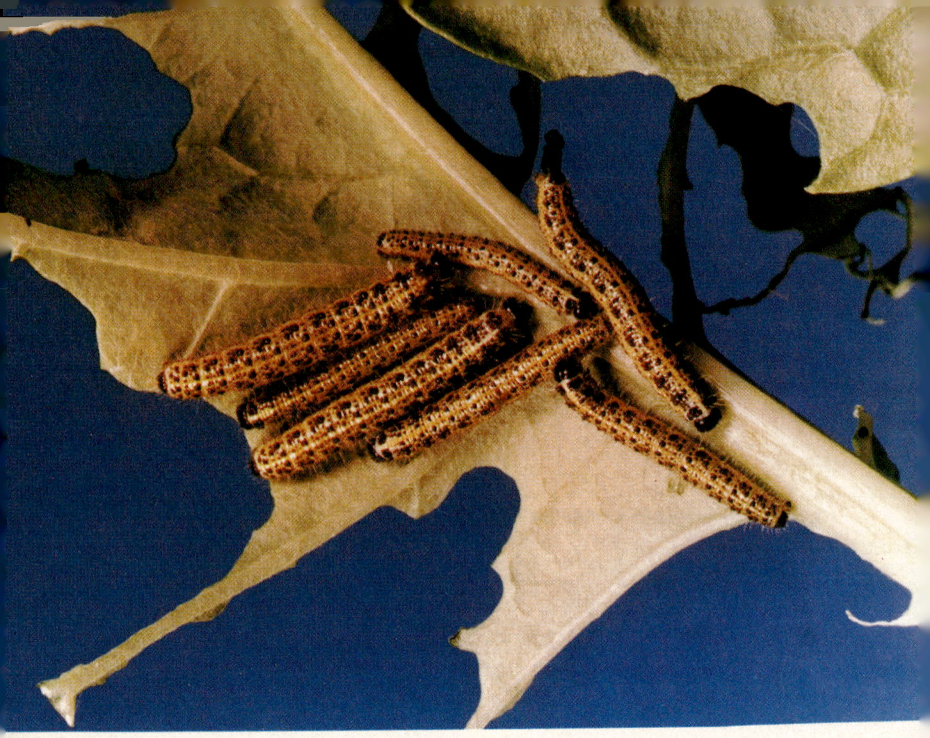

Bild 4. Die Bekämpfung von Pflanzenschädlingen (im Bild: Jungraupen des Kohlweißlings) ist eine wirtschaftliche Notwendigkeit, um die ständig steigende Weltbevölkerung ernähren zu können (Aufnahme: Archiv Bayer Pflanzenschutz, Leverkusen).

Wenn man nur die chemische Substanz, also den Wirkstoff, direkt auf die Pflanze ausbringen würde, wären eine richtige Dosierung und eine gleichmäßige Verteilung nicht möglich. Das gesundheitliche Risiko für Anwender und Verbraucher wäre dann nicht mehr kalkulierbar. Deshalb sind die im Handel erhältlichen Präparate Lösungen, Streupulver usw., d. h. eine „Formulierung" mit einem bestimmten Wirkstoffgehalt.

Wird nun ein Pesticid durch Spritzen, Sprühen, Vernebeln oder Bestäuben auf Pflanzen ausgebracht, dann soll davon ein möglichst großer Anteil auf der Pflanzenoberfläche verbleiben und dort ein Wirkstoffdepot bilden. Dieses Wirkstoffdepot bleibt aber nicht unverändert; unter dem Einfluß der Witterung (Regen, Tau, Wärme) und der Sonnenstrahlung verringert sich der Wirkstoffgehalt laufend. In welchem Maße dies geschieht, hängt vom Ausmaß dieser äußeren Einflüsse und von der Art des Pesticides ab. Es muß also einen Zeitpunkt geben, ab dem auf der Pflanze nur noch eine geringe und gesundheitlich unbedenkliche Restmenge vorhanden ist.

Der Zeitraum, den man von der Anwendung eines Pesticides bis zur Ernte verstreichen lassen muß, nennt man die Wartezeit. Ein Beispiel: Spritzt man Äpfel mit Parathion (E 605, zur Bekämpfung von Fraßinsekten), dann verringert sich die ausgebrachte Menge innerhalb von 5 Tagen auf die Hälfte, auf den Blättern sogar innerhalb von 2 Tagen. Kennt man also das angewandte Mittel, die ausgebrachte Menge und die behandelten Pflanzenteile, so kann man die Wartezeit errechnen. Das macht aber der Landwirt, Obstgärtner oder Weingärtner nicht selber, sondern er bekommt eine Gebrauchsanweisung mitgeliefert, an die er sich streng halten muß. Außerdem gilt noch der gesetzlich festgelegte Grenzwert, wie dies für pflanzliche Lebensmittel in der „Höchstmengen-Verordnung-Pflanzenschutz, pflanzliche Lebensmittel" festgelegt ist.

Bei der Festlegung von duldbaren Rückstandsmengen muß diejenige Wirkstoffmenge bekannt sein, die vom erwachsenen Menschen während seines ganzen Lebens mit der täglichen Nahrung aufgenommen werden kann, ohne daß nach dem heutigen Stand der Wissenschaft seine Gesundheit gefährdet wird. Diese dem Menschen zumutbare Tagesdosis (*a*cceptable *d*aily *i*ntake = ADI) wird in Milligramm Wirkstoff pro Kilogramm Körpergewicht und pro Tag (mg/kg/Tag) festgelegt und im Tierversuch ermittelt. Für die Umrechnung der Ergebnisse aus dem Tierversuch auf die dem Menschen zumutbare Tagesdosis muß berücksichtigt werden, daß der Mensch gegen viele Giftstoffe empfindlicher ist als die Versuchstiere. Deshalb kommt noch ein Sicherheitsfaktor von meist 100 dazu.

Lebensmittel für Kleinkinder und Säuglinge wie auch solche für einen bestimmten diätetischen Zweck dürfen nur Rückstände in Höhe von 0,01 mg/kg je Pesticidsubstanz enthalten. Dieser Wert entspricht etwa der Grenze der analytischen Aussagefähigkeit.

**Der Stand der Dinge**

Zunächst soll uns nur die Gesamtbelastung ohne eine Spezifikation nach bestimmten Pesticiden interessieren. Die Zahlen stammen aus der Lebensmittelüberwachung. Die untersuchten Proben sind also zumeist Stichproben von Großmärkten, aus dem Großhandel, vereinzelt auch aus dem Einzelhandel sowie von Erzeugern und geben damit für ein begrenztes Gebiet ein recht vollständiges Bild. Die Zahlen dürften aber mit geringen Abweichungen für das Marktgeschehen insgesamt stehen. Allerdings dürfen wir nicht erwarten, daß sämtliche Lebensmittel lückenlos auf Rückstände untersucht werden; dies wäre im derzeitigen Überwachungssystem nicht möglich, und kein Steuerzahler wäre bereit, die für eine lückenlose Untersuchung anfallenden Kosten zu tragen. Auch der Straßenverkehr wird stichprobenartig überwacht, und man darf auf den erzieherischen Wert hoffen.

Weil Obst und Gemüse zu unseren hauptsächlichen pflanzlichen Nahrungsmitteln gehören, sollen sie hier betrachtet werden (Bilder 5 und 6):

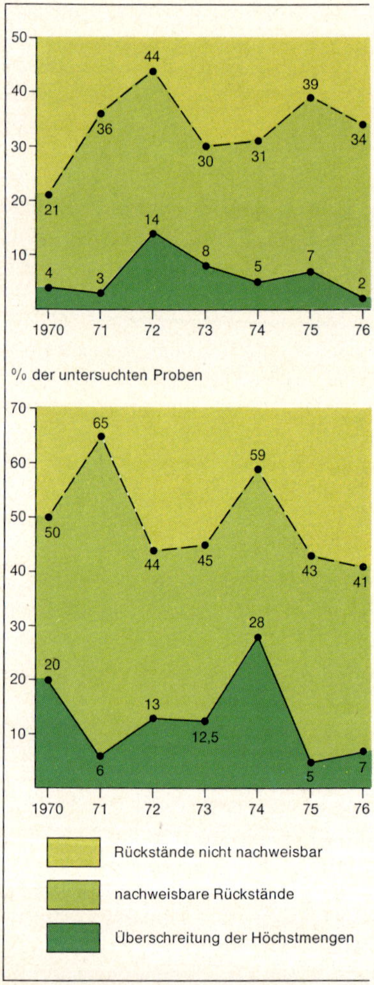


Bilder 5 und 6. Bei im Inland erzeugtem Obst und Gemüse (Bild 5, oben) werden Rückstände an Pesticiden und Überschreitungen der zulässigen Rückstandsmengen in geringerem Umfang festgestellt als bei den entsprechenden importierten Produkten (Bild 6, unten).

Zunächst können wir feststellen, daß die im Inland erzeugten und auf den Markt gebrachten pflanzlichen Lebensmittel durchschnittlich besser abschneiden als die aus dem Ausland importierten. Das gilt sowohl für den Nachweis an Pesticiden insgesamt als auch für die Überschreitung der zulässigen Höchstmenge. Das hängt unter anderem mit dem unerfreulichen Umstand zusammen, daß nicht einmal im Raum der Europäischen Gemeinschaft einheitliche Grenzwerte gelten und daß deshalb ein Import-Lebensmittel durchaus den Anforderungen im Erzeugerland entsprechen kann, aber nicht mehr den in Deutschland gültigen strengeren Maßstäben. Wir müssen aber auch berücksichtigen, daß die Erzeugung der Lebensmittel unter sehr unterschiedlichen Bedingungen erfolgt, die auch andere Pesticidanwendungen erfordern.

Uns bewegt nun die Frage, ob die Lebensmittel mit höheren als den zulässigen Höchstmengen an Pesticid-Rückständen unsere Gesundheit akut schädigen oder gefährden? Die Antwort ist eindeutig: Nein.

Wie oben beschrieben, enthalten die Grenzwerte einen Sicherheitsfaktor von meistens 100, das heißt selbst bei einer nennenswerten Überschreitung der Höchstmenge ist der Verbraucher nicht akut gefährdet. Trotzdem darf man die Tatsache nicht bagatellisieren, daß ein nennenswerter Prozentsatz der von uns allen verzehrten Lebensmittel Schadstoffe in Form von

Rückständen an Schädlingsbekämpfungsmitteln in nicht duldbarer Menge enthält. Diese Lebensmittel sind nicht verkehrsfähig, sie sind aber deshalb keineswegs akut gesundheitsschädlich. Da es die Aufgabe des Gesetzes ist, jede vermeidbare zusätzliche Belastung des menschlichen Körpers mit Schadstoffen zu vermeiden (vorbeugender Charakter), muß es solche niedrigen Grenzwerte geben. Die festgelegten Grenzwerte für die pflanzliche Nahrung erfüllen diese Aufgabe.

**Das DDT und die chlorierten Kohlenwasserstoffe**

Betrachten wir einmal nicht die Gesamtbelastung unserer Lebensmittel, sondern fragen, welche Substanzen im einzelnen in unserer Nahrung gefunden werden, so stoßen wir immer wieder auf die Gruppe der chlorierten Kohlenwasserstoffe, deren bekanntester Vertreter das DDT (chem. *D*ichlor*d*iphenyl*t*richloräthan) ist. Gerade dieser Stoff wurde zum echten Umweltproblem, wovon allerdings sein Entdecker Paul Müller im Jahre 1939 noch nichts ahnen konnte. Er fand damals ein hochwirksames Mittel gegen die Überträger von tropischen Krankheiten wie Malaria, Fleckfieber, Gelbfieber und Schlafkrankheit und erhielt dafür sogar den Nobelpreis.
Mit DDT konnte man nicht nur krankheitsübertragende Fliegen und Mücken vernichten, sondern auch Wanzen, Läuse und Flöhe und mit ihnen die Schädlinge der Kulturpflanzen. Gerade hierfür besitzt DDT die günstigsten Eigenschaften: Es ist chemisch stabil, gut haftend, stark giftig für Insekten und billig herzustellen. DDT war das erste chemisch synthetisierte Insekticid. Die erwähnten positiven Eigenschaften bergen aber auch die Nachteile bereits in sich, denn chemische Stabilität bedeutet auch, daß DDT im natürlichen Kreislauf erhalten bleibt. Man schätzt, daß von den in den letzten 25 Jahren auf der ganzen Erde verstäubten 1,5 Millionen Tonnen DDT noch etwa Dreiviertel existieren und über die Erde verteilt sind. Darum findet man auch DDT weltweit in den verschiedensten Materialien. Eine weitere Eigenschaft des DDT ist seine hohe Löslichkeit im Fett. So hat man eine starke Anreicherung im Fettgewebe des Säugetierorganismus beobachten können, und auch im menschlichen Depotfett wurde DDT schon nachgewiesen. Wenn auch die bisher gefundenen Konzentrationen im Fettgewebe des Menschen als solche nicht bedenklich sind, so besteht doch Sorge, daß bei Hunger, Abmagerungskuren und bei Schwangerschaften zwar das Depotfett abgebaut wird, nicht jedoch das DDT, das dann in den Körperkreislauf gelangen kann. So gelangt das DDT auch über Muttermilch in den Säuglingsorganismus. Bei der Untersuchung von 54 Muttermilchproben im Jahr 1973 fand man in allen Proben Rückstände von DDT, und zwar in einer Menge zwischen 0,7 und 25,6 (!) mg/kg (bezogen auf den Fettgehalt). Vergleicht man diese Gehalte mit denen für Kuhmilch gesetzlich festgelegten Höchstmengen von 1,0 mg/kg (bezogen auf den Fettgehalt), so kommt man zu dem erschreckenden und makabren Ergebnis, daß Muttermilch in dieser Hinsicht vielfach

nicht den Anforderungen entspricht, die für Kuhmilch gelten. Auch ein anderer Vertreter der chlorierten Kohlenwasserstoffe, das *H*exa*c*hlor*b*enzol (HCB), wurde bei der gleichen Untersuchungsserie in einer Menge zwischen 0,15 und 33,4 mg/kg nachgewiesen. Der entsprechende Grenzwert für Kuhmilch beträgt 0,5 mg/kg. Die festgelegte Höchstmenge DDT wurde auch bei Obst und Gemüse verschiedentlich überschritten. So enthielten importierte Äpfel, Birnen, Pfirsiche, Kirschen und vor allem Trauben überhöhte Rückstände an DDT. So mußten zum Beispiel im Jahr 1976 ca. 30% der untersuchten italienischen Trauben wegen überhöhter Gehalte von bis zu einem 30fachen des Höchstwertes zurückgewiesen werden. Ein Erfolg dieser Überwachung ist, daß die Beanstandungen im Jahr 1977 auf ca. 10% zurückgingen.

Bereits im Jahr 1947 stellte die amerikanische Gesundheitsbehörde (Food and Drug Administration, FDA) in einem Gutachten fest, daß DDT bei Ratten vermehrt Lebertumor erzeugt. Leider wurden damals auch in den USA keine Konsequenzen aus dieser Feststellung gezogen. Erst als weitere Untersuchungsergebnisse aus den 60er Jahren zeigten, daß DDT schon bei verhältnismäßig niedriger Dosierung im Futter bei Mäusen krebserregend wirkt, schritt man – auch unter Berücksichtigung der oben beschriebenen Anreicherungen im Körperfett – ein. Die Anwendung von DDT wurde in der Bundesrepublik Deutschland mit Wirkung vom 24. Juli 1971 generell für den Lebensmittelbereich verboten. Übereinstimmend damit gibt es Verbote in den Ländern der Europäischen Gemeinschaft, ferner in Schweden, Dänemark, Ungarn, Australien und den USA.

Diese Aktion gegen einen ganz bestimmten Chlorkohlenwasserstoff ließ andere Verbindungen in den Hintergrund treten, die aufgrund ihres chemischen Baus mindestens das gleiche Interesse verdient hätten, z. B. das oben erwähnte Hexachlorbenzol, das außer in Muttermilch bei holländischen Untersuchungen in Fischen, Vögeln und Muscheln gefunden worden war. Diese Substanz wie auch die übrigen Chlorkohlenwasserstoffe Aldrin, Dieldrin, Chlordan, Lindan, Hexachlorcyclohexan, Methoxychlor u. a. reichern sich im Säugetierorganismus – besonders im Fettgewebe – an. Eine erste begrüßenswerte Maßnahme ist, daß Aldrin, Dieldrin und Chlordan aufgrund der Höchstmengen-Verordnung in pflanzlichen Lebensmitteln nicht mehr nachweisbar sein dürfen.

Wir müssen uns vergegenwärtigen, daß der Weg eines Pesticides bis zum menschlichen Körper durch die Nahrungskette vorgezeichnet ist, z. B. Wasser – Fisch – Mensch oder Boden – Pflanze – Tier – Mensch. Dazu kommt die Beobachtung, daß

Bilder 7–10. Das Probenmaterial für die Rückstandsuntersuchung muß repräsentativ sein. Deshalb schneidet man aus mehreren Früchten einzelne Stücke als Probe aus (links oben). Nach intensiver Zerkleinerung zusammen mit einem Lösungsmittel (rechts oben) wird vom Pflanzenmaterial abgesaugt; aus der Lösung werden die evtl. vorhandenen Pesticide extrahiert (links unten). Der Extrakt wird säulenchromatographisch gereinigt (rechts unten).

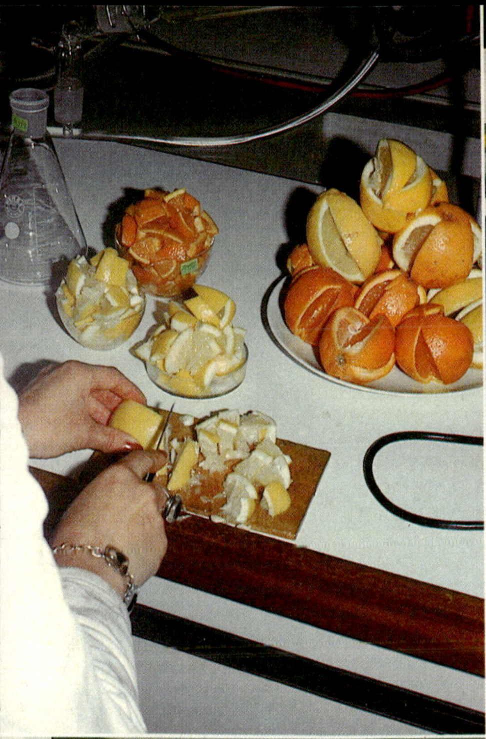

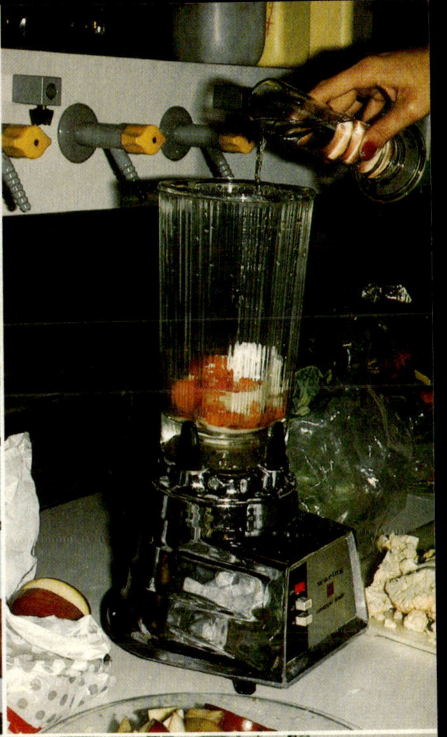

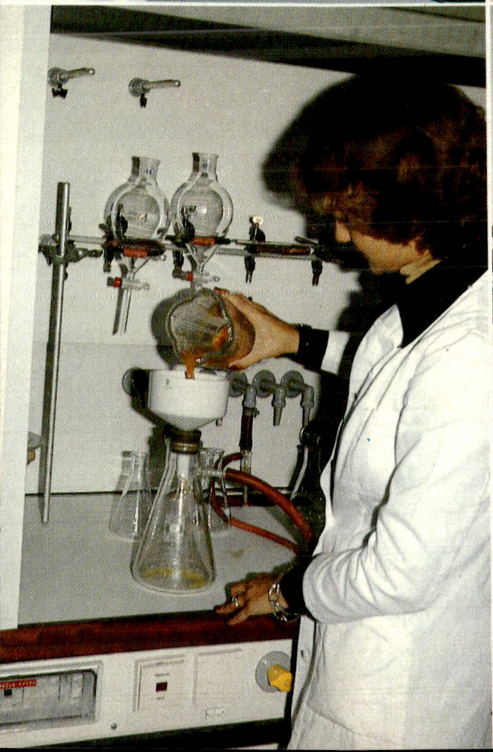

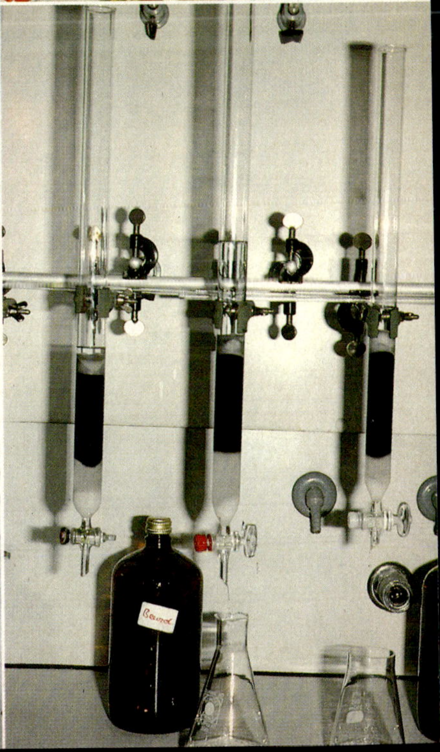
Benzol

bestimmte Kleinlebewesen im Wasser wie z. B. Planktontiere oder Muscheln Pestizide in fast unbeschränkter Menge speichern können. Die Lebewesen, deren Hauptnahrung Plankton ist (Fische), werden also eine erhöhte Rückstandsmenge aufnehmen. Man nennt dies die „biologische Vervielfältigung". Bei dieser Vervielfältigung kommen in erster Linie solche Stoffe in Frage, die persistent sind, das heißt, die im Säugetier-Organismus nicht abgebaut werden, wie z. B. die chlorierten Kohlenwasserstoffe.
Diese Persistenz ist auch der Grund dafür, daß bei einem sehr hohen Prozentsatz von Lebensmitteln tierischer Herkunft wie Rind- und Schweinefleisch, Schweineschmalz, Geflügel, Milch, Butter, Käse und Eier Rückstände dieser chlorierten Kohlenwasserstoffe (hauptsächlich DDT, Lindan und seine Isomeren, Endrin) gefunden wurden. Die Rückstände stammen meist aus den Futtermitteln, die mit entsprechenden Vorratsschutzmitteln behandelt worden waren (siehe Bild 13). Zwar werden die vorgeschriebenen Höchstmengen nur selten überschritten, unter dem Gesichtspunkt der Gesamtbelastung sollte aber jede vermeidbare Aufnahme verhindert werden. Dies kann bei den tierischen Lebensmitteln durch eine strengere Kontrolle der Futtermittel geschehen. So ist es zu begrüßen, daß die chlorierten Kohlenwasserstoffe heute durch leichter abbaubare Verbindungen ersetzt werden, z. B. durch die phosphorhaltigen Insekticide wie das bekannte E 605 oder die Insekticide der Carbamat-Gruppe sowie die Dithiocarbamate. Auch diese Substanzen sind physiologisch höchst wirksame Stoffe, sie werden aber nach Ausbringen auf die Pflanze wesentlich schneller abgebaut, so daß bei sachgemäßer Anwendung (richtige Menge, Wartezeit) nur noch mit unbedeutenden Restspuren in der Nahrung zu rechnen ist.
Der Verbraucher muß es also nach dem bis jetzt Gesagten begrüßen, wenn ihm mit großem Werbeaufwand angeblich pesticidfreie Nahrungsmittel angeboten werden. Daß diese Werbung meist nicht stimmt, zeigen Untersuchungen in den letzten Jahren, wobei 30 – 40% der so angebotenen Produkte noch Pesticid-Rückstände aufwiesen. Ein Geschäft mit der Angst also, der Verbraucher wird irregeführt.
Schließlich soll an dieser Stelle noch eine andere Gruppe von chlorierten Kohlenwasserstoffen, nämlich die polychlorierten Biphenyle, kurz „PCB" genannt, erwähnt werden, die leider auch bei der Verunreinigung unserer Nahrung eine Rolle spielen. Die PCBs können fast überall nachgewiesen werden: im Abwasser, im Meereswasser, im Schlamm von Flüssen, sogar in Holz und Papier (siehe auch Seite 58, Fremdstoffe aus der Verpackung). Wahrscheinlich werden diese Substan-

Bilder 11 und 12. Die Eingabe einer bekannten Menge eines Extraktes in einen Gaschromatographen zur quantitativen Bestimmung von Pesticiden (oben). Die Lage und die Höhe der Ausschläge des Gerätes werden von einem Schreiber als sog. Peaks registriert (unten). Anhand von Eichungen wird die Rückstandsmenge in der Probe errechnet.

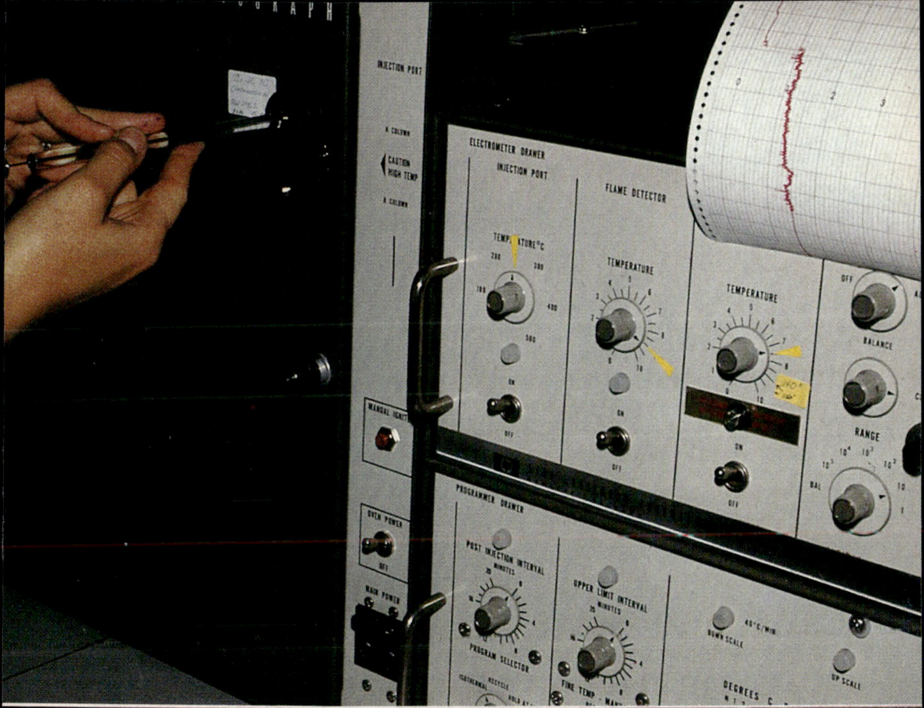

INJECTION PORT
CAUTION HIGH TEMP
ELECTROMETER DRAWER
INJECTION PORT
TEMPERATURE °C
FLAME DETECTOR
TEMPERATURE
TEMPERATURE
BALANCE
RANGE
OVEN POWER
MAIN POWER
PROGRAMMER DRAWER
POST INJECTION INTERVAL
MINUTES
PROGRAM SELECTOR
UPPER LIMIT INTERVAL
MINUTES
40°C/MIN
DOWN SCALE
UP SCALE


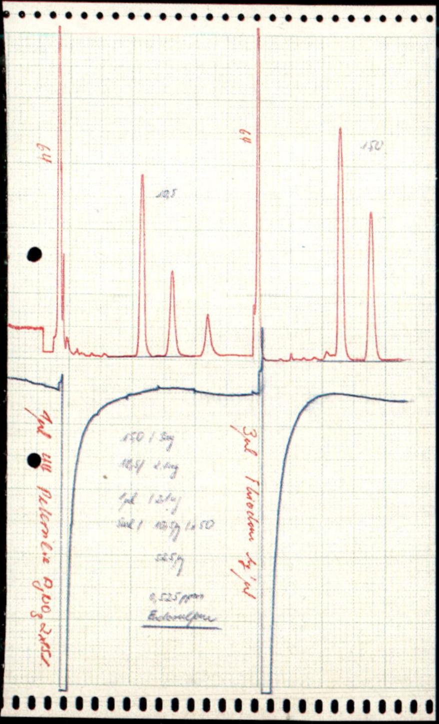

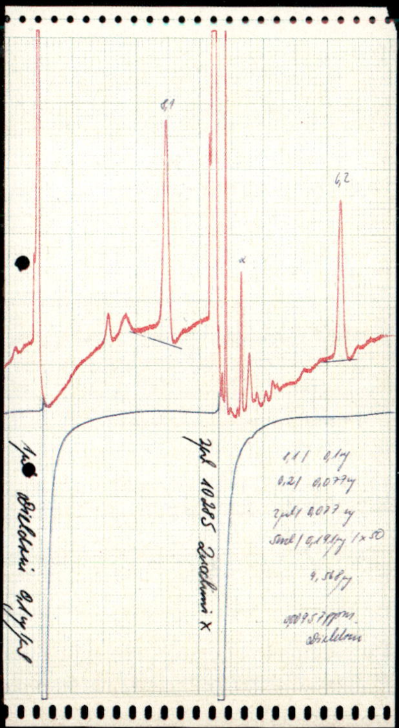

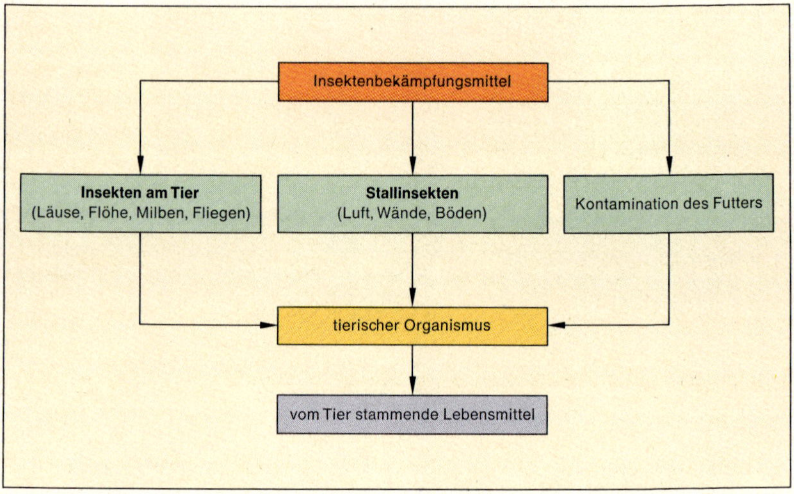


Bild 13. Möglichkeiten der Aufnahme von Insekticiden durch das Tier (Nach Großklaus, 1973).

zen von Kleinlebewesen und Fischen aus dem Wasser aufgenommen und so in die Nahrungskette eingeschleust. Nur so kann man erklären, daß PCBs im Körperfett von Raubvögeln, Seevögeln sowie deren Eiern nachgewiesen wurden. In Flußfischen wurden vereinzelt 1,0 – 2,0 mg PCB/kg gefunden. Schon bei der Betrachtung von DDT und damit verwandten Stoffen wurde auf die Gefahr der Anreicherung im Fettgewebe hingewiesen, auch PCBs wurden in 93 Proben von menschlichem Fett mit einem durchschnittlichen Gehalt von 6 mg/kg gefunden. Und auch hier wieder der Zusammenhang zur Muttermilch: In 43 Proben wurden Gehalte von durchschnittlich 0,1 mg/kg ermittelt. Das sind nur Einzelwerte, die für ein ganzes Land keineswegs repräsentativ sind. Bisher bestand auch noch kein Anlaß zur Besorgnis, doch ist eine rechtsverbindliche Festlegung von duldbaren Höchstmengen für Lebensmittel dringend nötig.

Über die Langzeitwirkung aller in diesem Kapitel besprochenen Stoffe in den bei Lebensmitteln bisher nachgewiesenen Konzentrationen kann noch nichts Abschließendes gesagt werden. In der gesundheitlichen Beurteilung dieser kleinen Mengen ist die Forschung erst am Anfang. Einen Anlaß zur Panik oder Dramatisierung besteht aber nach allem, was man bisher weiß, nicht.

## Ausblick und andere Möglichkeiten

Wer aufgrund des bisher Gesagten den völligen Verzicht von chemischen Pflanzenschutzmitteln fordert, verkennt die Situation. Auch die gelegentlich geäußerte Forderung, daß ein Insektenbekämpfungsmittel vor der praktischen Anwendung erst 15 – 20 Jahre lang experimentell nach allen möglichen Gesichtspunkten geprüft werden soll, ist nicht tragbar, soll nicht jede Insektenbekämpfung unmöglich gemacht werden.

Als eine wirksame Ausrottungsmethode von Insekten hat sich die von Knipling in zwanzigjähriger Forschung entwickelte Sterilisation von Insektenmännchen erwiesen. Obwohl diese Methode schon mit großem Erfolg in begrenzten Gebieten angewandt wurde, hat sie doch ihre Nachteile. Zur Sterilisation der Männchen braucht man entweder aufwendige und teure Bestrahlungsgeräte oder chemische Sterilantien. Letztere sind hochgiftige Stoffe, die bei Warmblutern meist Krebs erregen. Auch können die Insekten resistent, d. h. unempfindlich werden.

Eine Rolle in der Schädlingsbekämpfung können auch die Sexuallockstoffe (Pheromone) spielen, mit deren Hilfe man Insekten an einen bestimmten Ort locken und sie dann dort gezielt vernichten kann. Weiterhin fand man heraus, daß Insekten bestimmte, für den Stoffwechsel notwendige Substanzen wie Sterine (dazu gehört zum Beispiel das Cholesterin aus tierischem Fett) nicht selbst synthetisieren können. Man könnte die Insekten vielleicht bekämpfen, indem man die Aufnahme von Cholesterin aus dem Futter verhindert.

Das sind mehr oder minder zukunftsträchtige Möglichkeiten der Insektenbekämpfung, die aber nur auf lange Sicht praktisch verwertbar sind.

In den letzten Jahren wurde viel über den sogenannten „biologischen“ Landbau gesprochen. Er will durch Verzicht auf chemische Pflanzenschutzmittel und anorganische Dünger besonders „gesunde“ Nahrungsmittel erzeugen. Diese Bemühungen sollen hier nicht herabgemindert werden, sie sind aber keine zukunftsweisende Lösung. Wollten wir derzeit auf die Anwendung von Pesticiden verzichten, so würden wir den biologisch-technischen Fortschritt der letzten 20 Jahre vergessen müssen. Preiswerte Erzeugnisse sind mit „biologischem“ Landbau nicht zu bekommen.

Für die nahe Zukunft ist zunächst in erhöhtem Maße Erziehungsarbeit zu leisten: Pesticide müssen in so maßvoller Form angewendet werden, daß der Schädling getroffen wird, nicht aber der Nützling, der die Schädlinge weiter dezimieren kann. Weiter muß die Wartezeit unbedingt eingehalten werden, so daß zum Zeitpunkt der Ernte und des Verzehrs nur noch vernachlässigbare Restspuren oder besser gar keine Pesticide mehr im Lebensmittel vorhanden sind. Weiterhin muß man die Pflanze auf natürliche Weise in ihrem Kampf gegen Schädlinge unterstützen, nämlich durch Wahl des richtigen Standorts, durch sachgemäße Düngung, richtige Kulturfolge und Pflanzung solcher Sorten, die gegen Schädlinge widerstandsfähiger sind.

Das alles meint man heute mit dem Stichwort „integrierter Pflanzenschutz". Aber auch seine Wirtschaftlichkeit muß erst noch bewiesen werden.
Eine wichtige Ergänzung zu diesen Maßnahmen ist die Untersuchung von landwirtschaftlichen Produkten beim Erzeuger, also vor dem Verkauf an den Verbraucher. So hat es sich in Baden-Württemberg bestens bewährt, daß die Proben weniger beim Händler als vielmehr beim Erzeuger genommen werden. So werden heute schon 70 – 80% der Stichproben von einheimischen Erzeugnissen zum Zeitpunkt der nahenden Ernte auf Rückstände untersucht. Dann erst entscheidet man über Ernte und Verkauf oder über das weitere Verbleiben auf dem Felde oder im Gewächshaus. Durch diese vorbeugenden Maßnahmen wird der Verbraucher optimal geschützt. Die Untersuchung der Lebensmittel beim Erzeuger dürfte die Maßnahme der Zukunft sein, wenn nämlich in allen Erzeugerländern einer Marktgemeinschaft eine wirksame Feldkontrolle durchgeführt wird. Bis dahin ist aber noch ein weiter Weg. Einstweilen haben die Gesetzgeber das Wort und die Pflicht, einheitlich geltende und dem Schutz des Verbrauchers gerecht werdende Höchstmengen für Pflanzenschutzmittel festzulegen. Dies müßte wenigstens in einer Wirtschaftsgemeinschaft möglich sein.

## Nitrat und Nitrit aus Düngemitteln

Ohne Anwendung von Düngemitteln wäre der heutige Ernteertrag der intensiv genutzten landwirtschaftlichen Fläche undenkbar. Der Agrikulturchemiker Justus von Liebig (1803 – 1873) hatte erkannt, daß die Pflanze Nährstoffe nur in anorganischer (mineralischer) Form aufnehmen kann und daß in anderer Form angebotene Nährstoffe erst in die anorganische Form umgewandelt werden müssen. So kam er zu dem Schluß, daß man die Mineralstoffe genausogut, wenn nicht noch besser durch mineralische Düngemittel zuführen kann. Diese Handelsdünger – früher wurden sie Kunstdünger genannt – werden in Fabriken hergestellt oder in Bergwerken gewonnen. Einige wichtige Elemente in einem solchen mineralischen Dünger sind Eisen, Calcium, Magnesium, Phosphor, Schwefel und Stickstoff. Der Stickstoff ist das Element, das uns hier interessiert. Der Landwirt hat schnell erkannt, daß er durch die Anwendung von mineralischen Düngern seine Erträge steigern kann, und so wurde auch oft des Guten zuviel getan und überdüngt. Abgesehen davon, daß durch Überdüngung die Produkte bereits wieder schlechter werden – so können Kohlköpfe zum Beispiel weich werden –, gibt es auch noch einen nachteiligen gesundheitlichen Aspekt. Bei Überdüngung kommt es zu einer Anreicherung von Nitrat in der Pflanze und somit auch zu einem erhöhten Nitratgehalt in der pflanzlichen Nahrung. Bestimmte Pflanzen können Nitrat speichern wie z. B. Spinat, Rote Rüben, Kohlrabi, Kopfsalat, Blumenkohl u. a. Nun ist zwar Nitrat gesundheitlich recht unbedenklich, durch nitratreduzierende Bakterien entsteht aber daraus Nitrit, das uns schon einmal im Kapitel „Lebensmittelzusatzstoffe" begegnet ist. Nitrit bildet mit dem roten Blutfarbstoff Hämoglobin das Nitrosohämoglobin, das nicht mehr als Sauerstoffüberträger wirken kann. Bei entsprechenden Nitritmengen in der Nahrung kommt es zur Methämoglobinämie. Diese äußert sich zunächst in blasser Haut, dann in Schwindelgefühlen und Ohrensausen, schließlich in Erbrechen und Krämpfen und führt in schweren Fällen, vor allem beim empfindlichen Säuglingsorganismus, zum Tode. Nitratreduzierende Bakterien können einmal in der Bakterienflora der Nahrung selbst enthalten sein, sie kommen aber auch in der Bakterienflora im Dünndarm des Säuglings vor. Läßt man z. B. Spinat mit überhöhtem Nitratgehalt mehrere Stunden ungekühlt bei Raumtemperatur stehen, dann steigt der Nitritgehalt sehr stark an, wogegen der Nitratgehalt sinkt. Wir verstehen jetzt, warum bei Säuglingen vor allem dann Methämoglobinämie mit teilweise tödlichem Ausgang aufgetreten war, wenn sie Spinat erhalten hatten. Das ist aber kein Grund, auf dieses Gemüse bei der Kleinkinderernährung zu verzichten, nur sollte übriggebliebener Brei nicht für eine weitere Mahlzeit aufbewahrt werden. Das ist bei der heute üblichen Baby-Fertignahrung in Portionen leicht einzuhalten. Damit aber auf alle Fälle der Nitratgehalt von vornherein niedrig ist, verlangt man bei Baby-Nahrung einen Nitratgehalt von weniger als 400 mg/kg. Um durch diese Nitratmengen eine Gefährdung des Säuglings in den ersten Monaten auszuschließen, sollten Spinat und andere Blattgemüse erst ab dem vierten Monat gegeben werden. Zu einem entsprechenden Hinweis haben sich die Hersteller von Baby-Fertignahrung aus Spinat freiwillig verpflichtet. Auch in der Trinkwasser-Verordnung ist ein Höchstgehalt von 90 mg/l vorgeschlagen. Ein erhöhter Nitratgehalt im Trinkwasser wäre übrigens gleichzeitig ein Anzeiger für eine fäkale Verunreinigung.

## Antibiotika und Hormone im Fleisch

Im Jahre 1929 entdeckte der britische Bakteriologe Alexander Fleming, daß der Schimmelpilz *Penicillium notatum* ein Stoffwechselprodukt erzeugt, das das Wachstum von Bakterien hemmt. Sehr bald fand man dann, daß dieser Stoff – das Penicillin – auch Krankheitserreger beim Menschen abtöten kann. Das war die Geburtsstunde der Antibiotika-Therapie. Seitdem hat man zahlreiche weitere antibiotisch wirkende Stoffe aus Stämmen von *Streptomyces*-Arten und anderen isoliert und synthetisiert, die heute in der Medizin verwendet werden.
Heute verwendet selbstverständlich auch der Tierarzt diese Stoffe bei der Behandlung kranker Tiere. Nach Rückständen von Antibiotika muß man dann fragen, wenn die Tiere wenige Tage vor der Schlachtung Antibiotika verabreicht bekamen. In der Tat konnte man im Fleisch solcher Tiere auch Rückstände feststellen. Da aber das Fleisch kranker und notgeschlachteter Tiere in jedem Fall auf Antibiotika-Rückstände untersucht wird und gegebenenfalls dann nicht mehr verkauft werden

darf, entsteht hieraus kein Problem. Wird bei der tierärztlichen Anwendung nach Absetzen der Antibiotika-Therapie eine Wartezeit von fünf Tagen eingehalten, dann sind biologisch aktive Rückstände nicht mehr zu erwarten. Antibiotika werden aber heute in wesentlich größerem Umfang als beim kranken Einzeltier im Futter bei der Massentierhaltung, bei der Geflügelzucht und Mast, bei der Ferkelaufzucht und Schweinemast, besonders aber bei der Kälbermast eingesetzt. Damit will man dreierlei erreichen: Zum einen verringern Antibiotika das Infektionsrisiko bei der Massentierhaltung, zum anderen gewährleisten sie eine bessere Ausnützung des Futters und dadurch eine höhere Fleischproduktion, und zum dritten soll die Haltbarkeit des Fleisches durch Verminderung der im Tierkörper vorhandenen Bakterien beeinflußt werden. Für diesen Einsatzbereich in der Tierhaltung und Aufzucht braucht man geringere Dosen als die therapeutischen Dosen, man spricht von „nutritiven Dosen“.

Auch bei diesen geringen Mengen müssen die Wirkstoffe vollständig abgebaut und ausgeschieden sein, was der Fall ist, wenn das antibiotikahaltige Futter vorsichtshalber 10 Tage vor der Schlachtung durch antibiotikafreies ersetzt wird. Daß dies häufig vor Jahren nicht eingehalten wurde, zeigen die damaligen Untersuchungsergebnisse. So fand man im Jahre 1972 im Fleisch von Tieren aus Normalschlachtungen Antibiotika-Rückstände bei 43% der Proben von Schweinefleisch, 6% der Proben von Rindfleisch und bei 82% der Proben von Kalbfleisch.

Diese hohen Zahlen sind aber nicht nur durch den unsachgemäßen Umgang mit antibiotikahaltigem Futter zu erklären, sondern auch durch Verabreichung von auf dem sogenannten „Grauen Arzneimittelmarkt“ unter Umgehung der Verschreibungspflicht erworbenen Präparaten.

Inzwischen hat sich die Situation dank neuer fleischbeschaurechtlicher Vorschriften und verstärkter Überwachung deutlich gebessert, neuere Zahlen aus solchen systematischen Untersuchungen wie aus dem Jahre 1972 liegen nicht vor. Bei der stichprobenweisen Untersuchung von Schlachtvieh bei Normalschlachtungen im Stuttgarter Raum lag die Zahl der Fleischproben mit positivem Antibiotikabefund in den Jahren 1975 – 1977 deutlich unter einem Prozent, allerdings wird bei den Stichproben auch nur jedes hundertste Stück Vieh untersucht. Fleisch mit positivem Antibiotikabefund darf aufgrund dieser neuen fleischbeschaurechtlichen Vorschriften und aufgrund des Lebensmittel- und Bedarfsgegenständegesetzes nicht in den Handel kommen. Eine weitere wirksame Maßnahme zur Verminderung von Antibiotika-Rückständen war die Senkung der nutritiven Dosen im Futter und das Verbot bestimmter Antibiotika als Futtermittelzumischung.

Für das Verbot, Fleisch mit positivem Antibiotikabefund in den Handel zu bringen, gibt es zwei Gründe: Zunächst kann die wiederholte Einnahme auch von kleinsten Antibiotikamengen bei besonders empfindlichen Menschen allergische Erscheinungen wie Nesselsucht und sogar Schockzustände auslösen. Eine zweite Wirkung

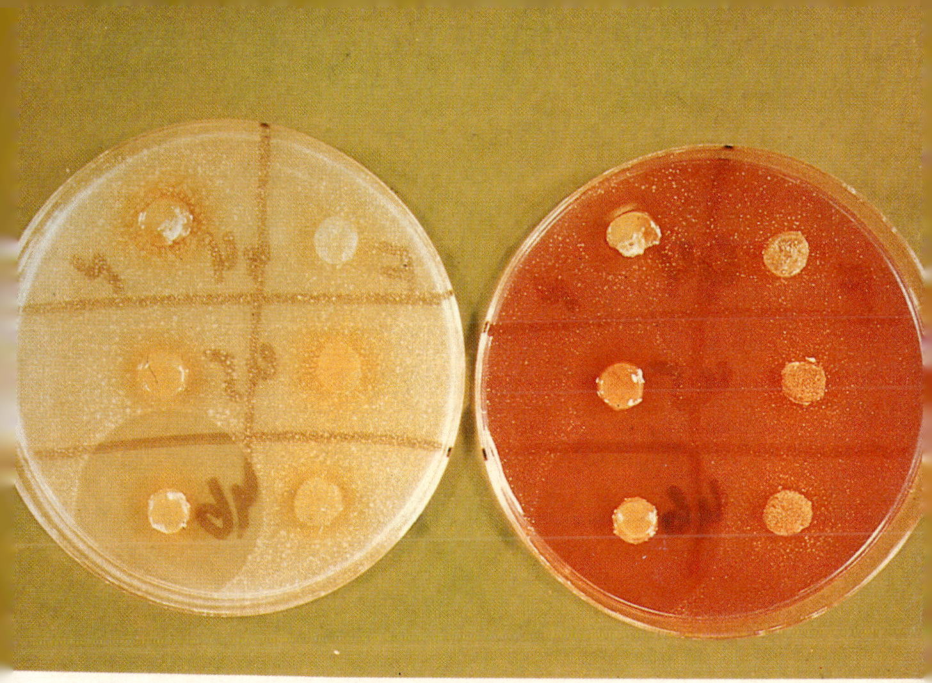

Bild 14. Zur Untersuchung von Fleisch auf Rückstände an Antibiotika wird eine Gewebeprobe auf einen Nährboden gebracht. Der Nährboden enthält eine Keimsuspension, aus der bei Bebrütung Kolonien entstehen. Antibiotikahaltige Proben erkennt man daran, daß in der Umgebung der Gewebeprobe eine Zone (Hof) entsteht, in der kein Keimwachstum stattfindet (jeweils links unten). (Abbildung mit freundlicher Genehmigung des Staatl. Tierärztlichen Untersuchungsamtes Stuttgart.)

ist viel bedeutungsvoller und eine ernstzunehmende gesundheitliche Gefährdung des Konsumenten, nämlich das Entstehen antibiotikaresistenter Bakterienstämme. Dazu muß man wissen, daß die Einnahme eines Antibiotikums in geringer Dosis über einen längeren Zeitraum hinweg die Bakterien nicht abtötet, sondern nur schädigt, und daß sich aus den so geschädigten Bakterien solche entwickeln, die gegen das Antibiotikum widerstandsfähig sind, d. h. es entstehen antibiotikaresistente Stämme. Das hat ernste Folgen, wenn der Arzt bei einer schweren Infektionskrankheit (z. B. Lungenentzündung, Virusgrippe) ein Antibiotikum verschreibt, das dann aus den beschriebenen Gründen nicht wirksam werden kann. Lebensbedrohende Zustände sind dann nicht ausgeschlossen. Das Entstehen antibiotikaresistenter Stämme wird dadurch verhindert, daß man Antibiotika in hohen Dosen verabreicht.

Angesichts dieser Gefahren ist auch interessant, daß durch Kühlung und Tiefgefrieren, durch Pökeln und Räuchern die Antibiotika-Rückstände nicht verringert werden. Lediglich Hitzeeinwirkung zerstört einige der Substanzen. Rückstände dieser

Arzneimittel sind auch in der Milch von Tieren zu erwarten, die Antibiotika im Futter oder als Medikament erhalten haben. Bei Überschreitung von Höchstmengen verbietet eine Vorschrift den Verkauf solcher Milch. Diese Vorschrift hat neben dem gesundheitlichen Aspekt auch einen wirtschaftlichen Grund. Antibiotika-Rückstände verhindern bei der Produktion von Sauermilcherzeugnissen und von Käse die Entwicklung der erwünschten Bakterienkulturen und führen so zu Fehlfabrikaten.
Außer den Antibiotika werden in der Tiermast in Deutschland gelegentlich, im Ausland häufiger, Hormonpräparate mit östrogener Wirkung oder Stoffe mit thyreostatischer Wirkung verwendet. Hormone sind Stoffe, die, von Hormondrüsen – den innersekretorischen Drüsen – erzeugt, im Säugetierorganismus eine vielfältige Wirkung zeigen. So wirken die hier angesprochenen Östrogene auf die männlichen und weiblichen Geschlechtsfunktionen, die Thyreostatika auf die Schilddrüse. Die unkontrollierte Einnahme von Hormonen kann den gesamten Hormonhaushalt stören.
Weibliche Geschlechtshormone steigern beim jugendlichen, noch nicht geschlechtsreifen Tier den Fleischansatz. Deshalb werden Östrogene oder synthetische Stoffe mit östrogener Wirkung (z. B. Diäthylstilböstrol) meist in Form von Preßlingen unter die Haut gebracht. Dadurch erzielt man eine lang andauernde Wirkung, weil die Substanz erst im Verlauf von Wochen gelöst und vom Körper aufgenommen wird. Werden die Preßlinge sachgemäß am Ohrgrund implantiert, der nicht als Fleisch verzehrt, sondern verworfen wird, so braucht man mit biologisch aktiven Rückständen im Muskelfleisch und in den Organen nicht zu rechnen. Mit biologisch aktiven und gesundheitlich bedenklichen Rückstandsmengen müssen wir aber dann rechnen, wenn die Preßlinge unsachgemäß in das Fleisch gesetzt werden, wie das vor Jahren festgestellt wurde.
Bei der chemischen Untersuchung von Kalbfleisch wurde im Jahre 1972 bei 43% der 40 untersuchten Proben Diäthylstilböstrol nachgewiesen, allerdings in Mengen zwischen 0,01 bis 0,2 mg/kg, die beim Test mit jungen Mäusen (Mäuseuterus-Test) auf biologisch aktive Mengen nicht mehr nachgewiesen werden konnten. Inzwischen ist die Kontrolle auch dieser Substanzen wesentlich intensiviert worden, um die Einhaltung der lebensmittelrechtlichen Bestimmungen durchzusetzen, wonach bei der Anwendung pharmakologisch wirksamer Stoffe die hierfür jeweils festgesetzten Wartezeiten vor der Schlachtung einzuhalten sind.
Das Hormon der Schilddrüse, das Thyroxin, greift in den Stoffwechsel des Säugetierorganismus ein. Wird die Schilddrüse gehemmt, so wird weniger Thyroxin ausgeschüttet, und alle Stoffwechselvorgänge werden verlangsamt. Der Gedanke lag nahe, dies für die Tiermast auszunutzen und durch Verabreichung von die Schilddrüse hemmenden Substanzen den Grundumsatz des ruhenden Tieres zu senken, damit für die Fleischproduktion mehr Energie zur Verfügung steht. Als solche Thyreostatika kamen Thiouracil-Verbindungen in Frage.

Durch entsprechende Fütterungsversuche erzielte man tatsächlich eine beträchtliche Steigerung des Schlachtgewichtes. Diese beruht allerdings in erster Linie auf einer vermehrten Füllung des Magen-Darm-Kanals und vermehrter Wassereinlagerung im Gewebe und nur nachgeordnet im Fleisch- und Fettansatz. Hoffnungen auf höhere Schlachtausbeuten wurden also enttäuscht. Auch der Verbraucher würde Fleisch ablehnen, das bei der Zubereitung allzu merklich an Gewicht und Volumen abnimmt. Aber wohl in erster Linie aus gesundheitlichen Gründen wurde die Anwendung der thyreostatisch wirkenden Stoffe zum Zwecke der Beeinflussung des Fleisch- und Fettansatzes schon im Lebensmittelgesetz von 1959 verboten. Rückstände an Thyreostatika im Fleisch können nämlich auch die Funktion der menschlichen Schilddrüse hemmen.

## Verunreinigungen

### Die giftigen Schwermetalle Blei, Cadmium und Quecksilber

Unsere Umwelt wird, bedingt durch die Ausweitung der Technik, verstärkt mit Schwermetallen verunreinigt. Wir wollen diese Verunreinigungen anhand der Lebensmittel einmal verfolgen. Noch vor zwei Jahrzehnten hätte man über dieses Thema kaum fundierte Auskünfte mit gesichertem Datenmaterial bekommen können, da man sich um die Verunreinigung der Umwelt und der Lebensmittel praktisch nicht kümmerte. Auch die analytischen Möglichkeiten waren damals noch nicht so weit entwickelt wie heute, und der Aufwand für größeres Datenmaterial wäre riesig gewesen.

Unsere Nahrung kann auf verschiedene Weise durch Schwermetalle verunreinigt werden:

*Durch natürliche Vorkommen:* Wenn Wasser durch erzführendes Gestein dringt, können wir einen erhöhten Metallgehalt erwarten. Auch der Meeresboden scheint bestimmte Metalle in größeren Mengen zu enthalten.

*Durch industrielle Verarbeitung von Erzen und Metallen:* Bei der Verhüttung von Erzen und der Aufarbeitung von Schrott fallen schwermetallhaltige Feinstäube und Dämpfe an, die noch die Entstaubungsanlage passieren und so ins Freie gelangen können. Auch beim Galvanisieren und Beizen von Metallen fallen schwermetallhaltige Lösungen an, die Schwermetallanreicherungen in Gewässern verursachen, wenn sie ohne ausreichende Behandlung des Abwassers abgelassen werden.

*Durch metallhaltige Abfälle aus Industrie, Gewerbe und Individualbereich:* Schwermetallverbindungen benutzt man z. B. in der Kunststoff-, Papier- oder keramischen

Industrie und allgemein bei der Herstellung von organischen und anorganischen Verbindungen. Im gewerblichen und Individualbereich sind vor allem die Rückstände aus dem bleihaltigen Antiklopfmittel des Benzins (vorwiegend Bleitetraäthyl) zu nennen. Nach einer Schätzung aus dem Jahre 1969 werden von den Kraftfahrzeugen in der Bundesrepublik jährlich etwa 7000 Tonnen Blei in die Luft abgegeben. So gelangen Bleiverbindungen in Form feinen Staubes auf die Erde und auf unsere Nahrungspflanzen. Heiz- und Dieselöl enthalten gewisse natürliche Cadmiummengen, die bei der Verbrennung ausgestoßen werden. Messungen liegen darüber aber noch nicht vor.

## Blei

Akute Vergiftungen durch Blei sind heute sehr selten geworden; sie entstehen z. B. durch Einatmen von Bleistaub und -dampf oder bei unsachgemäßem Umgang mit bleihaltigen Anstrichfarben wie Mennige. Chronische Vergiftungen nach langandauernder Aufnahme nicht akut toxischer Dosen kommen schon häufiger vor, wenn etwa Metallarbeiter nicht ausreichend geschützt sind. Bekannt ist auch die frühere Letternkrankheit von Setzern nach jahrelangem Hantieren mit bleihaltigen Lettern. Aber chronisch toxische Dosen interessieren uns im Zusammenhang mit Lebensmitteln heutzutage nicht, weil sie in der Regel – wie nachher gezeigt werden soll – nicht erreicht werden.

Das mag früher anders gewesen sein. So hat man zu Zeiten des Römischen Reiches Bleirohre für Leitungswasser und bleihaltige Metallegierungen für Küchengeräte und Trinkgefäße verwendet. Es gibt Theorien, wonach der Untergang der römischen Weltmacht mit einer schleichenden Bleivergiftung der führenden Schicht in Beziehung gebracht wird.

Vom menschlichen Körper aufgenommenes Blei wird ähnlich wie andere Schwermetalle in verschiedene Zellfermente eingebaut, was bedeutet, daß diese Fermente die ihnen im Organismus zukommende Funktion nicht mehr erfüllen können. Schwermetalle blockieren also diese Fermente. Im Falle des Bleis bedeutet dies die Störung des Aufbaus eines Blutbestandteils, des Koproporphyrins. Weitere Folgen sind Störungen im Nervensystem und Knochenmarkschäden. Die Weltgesundheitsorganisation hat für den Erwachsenen für eine noch duldbare Bleiaufnahme einen Wert von 3 Milligramm pro Woche festgelegt, der eingehalten werden muß, um eine chronische Vergiftung durch Blei zu verhüten. Vergegenwärtigen wir uns, aus welchen Quellen der menschliche Organismus Blei und Bleiverbindungen aufnehmen kann, so wird uns klar, daß die Mehrzahl der Bevölkerung das meiste Blei über Lebensmittel aufnehmen muß.

Die Luft in Großstadtstraßen ist eine weitere wichtige Quelle einer möglichen Bleiaufnahme. Es wäre auch einmal interessant, die Bleiaufnahme mit der Atemluft

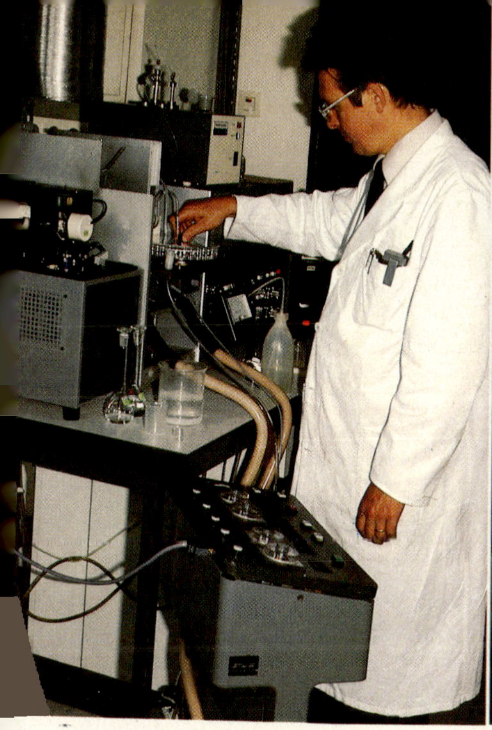

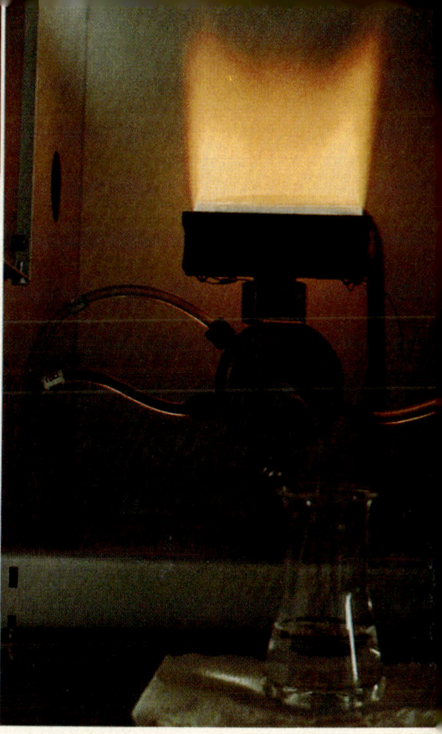

Bild 15 (oben links). Mit Hilfe der Atomabsorption (im Bild ein Gerät mit programmierbarem Analysenablauf) ist es z. B. möglich, noch weniger als 0,1 mg Blei oder 0,01 mg Cadmium pro Liter Wein oder Fruchtsaft oder 0,01 mg Quecksilber pro Kilogramm Fisch sicher zu bestimmen.
Bild 16 (oben rechts). In diese Flamme wird die Probelösung eingesprüht, die gesuchten Metalle werden dabei atomisiert. Sie absorbieren Energie aus einer Strahlungsquelle (Hohlkathodenlampe). Die Absorption ist ein Maß für ihre Konzentration.

während der stundenlangen Kolonnenfahrt auf urlaubsüberlasteter Autobahn festzustellen.

Aufgrund dieser Tatsachen werden wir leicht die Notwendigkeit und Richtigkeit des Benzin-Blei-Gesetzes aus dem Jahr 1971 erkennen, nachdem der Bleigehalt des Benzins ab 1. 1. 1972 von vorher 0,6 g/l auf 0,4 g/l und seit dem 1. 1. 1976 nochmals auf 0,15 g/l gesenkt werden mußte. Allerdings sind die Bleimengen, die von Kraftfahrzeugen ausgestoßen werden, nicht nur vom Bleigehalt des Benzins, sondern ebenso von der Verkehrsdichte abhängig. Folgerichtig also müßte die Bleiablagerung in der Nähe einer verkehrsreichen Straße höher sein als in größerer Entfernung davon. Das läßt sich z. B. an Weintrauben zeigen:

| | |
|---|---|
| Direkt neben der Fahrbahn einer Bundesautobahn | 0,7 mg/kg Blei |
| 50 Meter von der Fahrbahn entfernt | 0,3 mg/kg Blei |
| 250 Meter von der Fahrbahn entfernt | 0,1 mg/kg Blei |

An diesen Zahlen können wir folgendes erkennen: Der Bleigehalt eines zum Ver-

zehr fertigen Lebensmittels kann unter ungünstigen, aber gegebenen Bedingungen innerhalb einer Wachstumsperiode nennenswert ansteigen.
Beim offenen Ausstellen von Obst und Gemüse vor Lebensmittelgeschäften können jedoch in Anbetracht der kurzen Verweilzeit im Vergleich zu dem monatelangen Wachstum auf dem Felde schon theoretisch keine nennenswerten Bleimengen abgelagert werden; dies ist auch durch Untersuchungen bewiesen. Eine Verschmutzung durch Autoabgase beim Ausstellen ist ein hygienisches Problem. Übrigens können wir das in Form von Staub an der Oberfläche von Pflanzen haftende Blei durch intensives Waschen oder Schälen teilweise entfernen.
Eine Übersicht über die Kontamination (Verseuchung) der Lebensmittel mit Blei finden wir im Abschnitt „Gesamtbelastung" auf Seite 41.

**Cadmium**

Im Unterschied zum vorher besprochenen Blei sind vom Cadmium keine Vergiftungen aus früheren Jahrhunderten bekannt. Erst in diesem Jahrhundert und besonders in den vergangenen Jahrzehnten wird Cadmium vermehrt gebraucht. Man nimmt Cadmium vor allem als Zusatz zu Legierungen und zum galvanischen Metallisieren (Verkadmen), außerdem in großem Umfang zur Herstellung von Cadmiumpigmenten für die Lack-, Kunststoff-, Emaille- und Keramikindustrie. Ausgehend von diesen Verwendungsbereichen oder durch Verbrennen cadmiumhaltiger Kunststoffabfälle kann das Metall in die Umwelt gelangen. Akute Vergiftungssymptome nach Einnahme von Cadmiumverbindungen mit heftigem Erbrechen, Übelkeit, Schwindel, Durchfällen bis zum Kollaps werden von amerikanischen Fliegern berichtet, die Limonade aus einem innen mit Cadmiumüberzug versehenen Behälter getrunken haben. Auf diese Weise hatten sie rund 60 Milligramm Cadmium aufgenommen. Schon die orale (durch den Mund) Aufnahme von 30 – 40 mg Cadmium kann tödlich sein. Ein ganz anderes Krankheitsbild beobachtete man bei einer spektakulären Cadmiumvergiftung in Japan. Dort trat in Dörfern im Kanasabe-Gebiet am Jintsu-Fluß die Itai-Itai-Krankheit auf, benannt nach den Schmerzensschreien der Erkrankten. Die Dorfbewohner hatten ihr Trinkwasser aus dem Fluß geholt, der vorher ein stillgelegtes Zinkbergwerk durchflossen hatte, aus dessen Halden Cadmiumverbindungen ausgewaschen wurden. Im Laufe von 15 – 30 Jahren führte diese dauernde Aufnahme von Cadmium – auch über den mit Flußwasser bewässerten Reis – zu einer Schrumpfung des Skelettes. Offenbar wurde das Calcium aus den Knochen verdrängt, was dann unter großen Schmerzen zu einer Skelettdeformierung (Osteomalacia) führte.
Außer diesen aufsehenerregenden Cadmiumvergiftungen konnte man im Tierversuch auch nachteilige Einflüsse auf die Geschlechtsorgane und das Nervensystem und Eiweißausscheidung im Urin feststellen.

Abgesehen von der Itai-Itai-Krankheit beruht auch die Giftwirkung des Cadmiums im wesentlichen auf der Blockierung von Enzymsystemen, was Nierenschäden zur Folge hat.

Von einer einmal aufgenommenen Cadmiummenge kann der menschliche Organismus nur 0,1% täglich abbauen. Es dauert also sehr lange, bis eine bestimmte Substanzmenge ausgeschieden ist. Wird inzwischen aus einer anderen Quelle Cadmium aufgenommen, kommt es zu der befürchteten Summation im Organismus. Das hat der russische Forscher Vdinar bereits im Jahr 1952 festgestellt, als er bei Menschen mit zunehmendem Alter eine Cadmiumakkumulation fand. Der Cadmiumgehalt unserer Lebensmittel verdient also unser besonderes Interesse, zumindest im gleichen Maße wie der Gehalt an Blei, denn Cadmium ist das giftigere Element! Dies zeigt sich schon an dem von der Weltgesundheitsorganisation als vorläufig duldbar angesehenen Höchstwert der Aufnahme von 0,4 – 0,5 mg Cadmium pro Woche, also etwa dem siebten Teil des Wertes für Blei.

Meist sind es Abgase der Industrie, die zu einem erhöhten Cadmiumgehalt in der Nahrung führen. Das soll an einem Beispiel gezeigt werden: Ein Rotwein des Jahres 1971 aus dem Bereich des unteren Neckar fiel durch seinen vergleichsweise hohen Cadmiumgehalt (und Bleigehalt) auf. Der Weinberg lag in unmittelbarer Nachbarschaft eines Industriebetriebes, der blei- und cadmiumhaltige Pigmentfarben herstellte. Die Verfolgung des Blei- und Cadmiumgehaltes über sechs Jahrgänge hinweg ergab folgende Werte (Tabelle 2):

Tabelle 2. Blei- und Cadmiumkonzentrationen in kontaminiertem Rotwein.

| Jahrgang | Cadmium mg/kg | Blei mg/kg |
|---|---|---|
| 1969 | 0,03 | 0,6 |
| 1970 | 0,04 | 0,4 |
| 1971 | 0,03 | 0,5 |
| 1972 | 0,02 | 0,1 |
| 1973 | 0,02 | 0,2 |
| 1974 | 0,02 | 0,1 |

Nachdem in dem in Frage kommenden Betrieb offenbar die Filteranlagen für die Abluft verbessert wurden, änderte sich das Bild zum Günstigen. Der Wein des Jahrgangs 1972 wies wieder Werte auf, wie sie auch in anderen Handelsproben gefunden werden.

Derselbe Betrieb war zusammen mit anderen metallverarbeitenden Betrieben auch Verursacher einer Cadmiumverschmutzung des nahegelegenen Flußwassers. Der Cadmiumgehalt stieg hier bis auf 0,22 mg/l Flußwasser gegenüber einem „Normalwert“ von weniger als ein Mikrogramm (= 1/1000 mg) je Liter. Diese Verschmutzung

finden wir selbstverständlich auch im Fischfleisch wieder: Während in Fischen, die oberhalb des Einleitungsbereiches dieser Abwässer gefangen wurden, der Cadmiumgehalt deutlich unter 20 Mikrogramm je kg lag, wurden im Bereich der Einleitungen und flußabwärts in allen untersuchten Fischen Werte darüber gefunden, vielfach über 40 Mikrogramm pro Kilogramm. Erst weiter flußabwärts normalisierten sich die Werte wieder. Die in diesem Flußbereich gefangenen Fische kamen für die menschliche Ernährung natürlich nicht in Frage, denn in einem Entwurf über Umweltgifte ist ein Höchstwert von 20 Mikrogramm pro Kilogramm vorgesehen.
Erst nach Inbetriebnahme einer wirksamen Kläranlage sank 1973 der Cadmiumgehalt des Flußwassers. Aus dem Flußschlamm wird aber noch immer Cadmium freigesetzt, deshalb liegt der Cadmiumgehalt der Fische dort immer noch verhältnismäßig hoch.
Dieser Fall führt uns deutlich vor Augen, wie ein wichtiges Lebensmittel für den Verzehr ungeeignet werden kann. Wir sehen aber auch, wie sich derartige Vorkommnisse verhindern lassen.
Besonders hohe Cadmiumgehalte von bis zu 6 mg/kg sollen Pilze, besonders Wiesenchampignons, enthalten. Das berichtete die Presse im Jahr 1976. Daraufhin wurden Speisepilze in größerem Umfang auf ihren Gehalt an Cadmium, Blei und Quecksilber untersucht. Die folgende Tabelle zeigt die Werte an Pilzen, die im Sommer und Herbst 1976 gesammelt wurden.

Tabelle 3. Cadmium-, Blei- und Quecksilbergehalte in Pilzen (Chem. Landesunters.Anstalt Stuttgart).

| | Cadmium (mg/kg) | Blei (mg/kg) | Quecksilber (mg/kg) |
|---|---|---|---|
| Schopftintling | 0,06 | 0,19 | 0,06 |
| Schwefelkopf | 0,04 | 0,18 | 0,03 |
| Hallimasch | 0,09 | 0,07 | 0,02 |
| Tannenreizker | 0,04 | 0,25 | 0,04 |
| Nebelkappe | 0,20 | 0,50 | 0,45 |
| Flaschenbovist | 0,74 | 0,40 | 0,20 |
| Parasol | 0,08 | 1,1 | 1,9 |
| Wiesenchampignon | 3,6 | 0,78 | 0,42 |
| Zuchtchampignon | 0,01 | 0,08 | 0,06 |

Tatsächlich weisen Wiesenchampignons nach diesen Untersuchungen im Gegensatz zu Zuchtchampignons einen auffallend hohen Cadmiumgehalt auf, auch die Blei- und Quecksilbergehalte sind erhöht. Bei einem anderen Pilz, dem Riesenschirmpilz

(Parasol) finden wir erhöhte Blei- und Quecksilbergehalte, der Cadmiumgehalt ist normal. Manche Pilze reichern also Schwermetalle an. Das Pilzmyzel zieht wahrscheinlich aus häufig schwermetallhaltigen Humusböden Metalle heraus, die dann vielleicht an das Eiweiß gebunden werden. Humusboden kann nämlich als Ionenaustauscher und adsorptiv Metalle binden. Eine Bestätigung für diese Hypothese ist die Beobachtung, daß Pilze, die auf altem Holz wachsen, wie Hallimasch und Schwefelkopf, deutlich geringere Metallgehalte aufweisen. Die Weltgesundheitsorganisation (WHO) empfiehlt, pro Woche nicht mehr als 0,4 – 0,5 mg Cadmium aufzunehmen. Rein rechnerisch genügen also rund 100 g Champignons mit 3,6 mg Cadmium/kg, um diesen Wert zu erreichen. Diese Rechnung ist aber falsch, da der WHO-Wert als Richtwert über einen längeren Zeitraum hinweg zu verstehen ist. Bei normalen Verzehrgewohnheiten wird mit der bescheidenen Menge wildwachsender Champignons und anderer Pilze die jährliche Cadmiumaufnahme nur unwesentlich erhöht.
Eine Übersicht über die Kontamination der übrigen Lebensmittel mit Cadmium finden wir im Abschnitt „Gesamtbelastung" (S. 40).

**Quecksilber**

In den Jahren 1953 bis 1960 starben in Japan in der Minamata-Bucht 35 Menschen an der durch schwere Störungen des Zentralnervensystems gekennzeichneten und nach der Bucht benannten „Minamatakrankheit". Als man der Ursache nachging, fand man, daß alle Befunde für die Vergiftung mit organischen Quecksilberverbindungen charakteristisch waren. Alle Betroffenen – meist waren es Fischer – hatten Fische aus der Minamata-Bucht gegessen, die Quecksilber in Mengen zwischen 5 – 20 mg/kg enthielten. Sogar fischefressende Katzen und Vögel waren erkrankt. Verursacher war eine Fabrik, die Quecksilberverbindungen als Katalysator für die Kunststoffsynthese benutzte und ungereinigte Abwässer ins Meer abließ.
Quecksilberionen aus anorganischen Salzen blockieren – wie von Blei und Cadmium her bekannt – für den Organismus wichtige Enzyme und funktionelle Gruppen von Eiweiß. Besonders giftig sind die organischen Verbindungen wie zum Beispiel Methylquecksilber. Bei ihnen überwiegt wie im Falle der Minamatakrankheit die Wirkung auf das Zentralnervensystem, daneben sind Giftwirkungen auf den Magen-Darm-Bereich und die Nieren zu befürchten. Dabei begünstigt die Fettlöslichkeit der organischen Quecksilberverbindungen noch ihre Aufnahme. Bei der Festlegung eines noch vertretbaren Höchstwertes muß auch die Giftigkeit der giftigsten Verbindungen bedacht werden. Auf Quecksilberverbindungen als Pflanzenschutz- und Schädlingsbekämpfungsmittel (z. B. Saatgutbeizmittel) will man in Zukunft verzichten.
Metallisches Quecksilber hingegen ist als solches bei der oralen Aufnahme in klei-

nen Mengen nicht akut gefährlich. Zwar sorgten die Anfang 1978 in der Bundesrepublik vereinzelt aufgetauchten, mit metallischem Quecksilber vorsätzlich behandelten Orangen für Schlagzeilen. Eine akute Bedrohung der Gesundheit war nicht zu befürchten, verzehren konnte man die Orangen trotzdem nicht, und selbstverständlich waren sie nicht verkehrsfähig.

Besonders belastet sind Fische, die in durch Fabrikabwässer verunreinigten Flüssen leben. Etwa 20% des mit der Nahrung aufgenommenen Quecksilbers stammt aus dem Verzehr von Fischen, obwohl dieser in Deutschland mit durchschnittlich ca. 3 kg pro Kopf und Jahr nicht besonders hoch ist. Untersuchungen im Auftrag der Weltgesundheitsorganisation ergaben, daß etwa 99% der Fischfänge in der Welt einen Quecksilbergehalt von 0,5 mg/kg nicht überschreiten und 95% der Fänge wahrscheinlich weniger als 0,3 mg/kg Quecksilber enthalten. Auch die Untersuchung von Fischen aus Flüssen Baden-Württembergs (ausgenommen der Rhein) ergab Quecksilbergehalte von wesentlich weniger als 0,5 mg/kg. Dieser Wert wurde lange Zeit als Grenzwert bei Fischen diskutiert. Daher ist nicht recht zu verstehen, daß in einer Verordnung ein Höchstwert von 1 mg/kg festgelegt wurde. Hier scheinen wirtschaftliche Interessen mitgespielt zu haben. Vom gesundheitlichen Standpunkt kann aber auch dieser höhere Wert noch akzeptiert werden.

**Gesamtbelastung**

Eine Beurteilung des Kontaminationsgrades einzelner Lebensmittel mit den Schwermetallen Blei, Cadmium und Quecksilber zeigt die folgende Tabelle 4 mit Richtwerten.

Der Schwermetallgehalt eines einzelnen Lebensmittels bietet nur eine recht unzureichende Information über die Aufnahme von Schwermetallen mit der täglichen Nahrung. Einen wesentlich besseren Einblick können wir uns daher über eine Übersicht verschaffen, in der in der Bundesrepublik bislang festgestellten Schwermetallgehalte in Lebensmitteln mit den durchschnittlichen Verzehrgewohnheiten dieser Lebensmittel zusammengesehen werden. Daraus kann man dann die wöchentliche Schwermetallzufuhr über Nahrungsmittel errechnen. Eine solche Übersicht lieferte erstmals im Jahre 1976 die schon erwähnte Zentrale Erfassungs- und Bewertungsstelle für Umweltchemikalien beim Bundesgesundheitsamt (ZEBS). Die Tabelle auf Seite 42 zeigt diese Werte.

Wie wir aus dieser Tabelle ersehen können, wird dem menschlichen Körper über Lebensmittel pflanzlicher Herkunft wie Obst, Getreide und Zucker relativ viel Quecksilber zugeführt. Dabei müssen wir beachten, daß nicht die Quecksilbergehalte dieser Lebensmittel besonders hoch liegen, sondern daß die höhere Quecksilberzufuhr durch größeren Konsum verursacht wird. Das gilt auch für die alkoholischen Getränke. Bei den Lebensmitteln tierischer Herkunft sind es hingegen – besonders

Tabelle 4. Richtwerte 1976 für Gehalte über Blei, Cadmium und Quecksilber in Lebensmitteln (berechnet als Gesamtelement in mg/kg, bezogen auf das Frischgewicht). Zentrale Erfassungs- und Bewertungsstelle für Umweltchemikalien des Bundesgesundheitsamtes (ZEBS, 1977). Für die in Klammern gesetzten Werte existiert noch kein repräsentatives Datenmaterial.

| Lebensmittel | Blei | Cadmium | Queck-silber |
|---|---|---|---|
| Fleisch | | | |
| – Rindfleisch | 0,3 | 0,05 | (0,02) |
| Rind – Leber | 0,8 | 0,5 | 0,2 |
| Rind – Niere | 0,8 | 1,0 | – |
| – Schweinefleisch | 0,3 | 0,1 | 0,08 |
| Schwein – Leber | 0,8 | 0,8 | 0,4 |
| Schwein – Niere | 0,5 | 2,0 | 0,5 |
| – Geflügel | 0,5 | 0,1 | 0,08 |
| Geflügel – Leber | (0,8) | (0,1) | (0,08) |
| Milch | (0,05) | (0,02) | (0,02) |
| Milcherzeugnisse | | | |
| – Kondensmilch | (0,5) | (0,02) | – |
| – Milchpulver | (2,0) | (0,2) | – |
| Hühnereier (ohne Schale) | 0,15 | (0,03) | 0,1 |
| Gemüse | | | |
| – Blatt- u. Sproßgemüse | 2,0 | 0,1 | (0,05) |
| – Wurzelgemüse | 0,5 | 0,1 | (0,05) |
| Kartoffeln | 1,0 | (0,08) | 0,05 |
| Obst | 1,5 | 0,08 | (0,05) |
| Getreide, ausgenommen Reis | 0,5 | 0,1 | 0,03 |
| Kakaobohnen fermentiert und getrocknet | (1,5) | (0,3) | (0,05) |
| Kaffeebohnen, ungeröstet | 0,5 | 0,1 | (0,05) |
| Tee und teeähnliche Erzeugnisse | 1,0 | 0,05 | 1,0 |
| Zucker | 0,3 | 0,1 | 0,05 |
| Bier | (0,2) | (0,02) | (0,01) |
| Alkoholfreie Getränke | 0,2 | 0,02 | 0,01 |
| Pflanzliche Fette und Öle, raffiniert | 0,25 | 0,05 | (0,05) |

beim Fisch – nicht die verzehrten Mengen, sondern die hohen Einzelgehalte dieser Lebensmittel, die zur Belastung führen.

Auch die hohen Blei- und Cadmiumzufuhrmengen bei Gemüse, Obst und Zuckerwaren sind durch die großen Konsummengen dieser Lebensmittel bedingt. Lediglich bei Pilzen wirkt sich der teilweise erhöhte Metallgehalt der einzelnen Arten aus.

Tabelle 5. Die wöchentliche Schwermetallzufuhr über Nahrungsmittel kann aus dem Schwermetallgehalt der einzelnen Lebensmittel unter Berücksichtigung von durchschnittlichen Verzehrgewohnheiten kalkuliert werden (Zentrale Erfassungs- und Bewertungsstelle für Umweltchemikalien beim Bundesgesundheitsamt, ZEBS 1976).

| Art der Lebensmittel | Zugeführte Schadstoffmengen | | | | | |
|---|---|---|---|---|---|---|
| | Quecksilber | | Blei | | Cadmium | |
| | mg | % | mg | % | mg | % |
| Lebensmittel pflanzlicher Herkunft | | | | | | |
| Gemüse | 0,004 | 2 | 0,751 | 20 | 0,035 | 6 |
| Kartoffeln | 0,006 | 3 | 0,187 | 5 | 0,064 | 11 |
| Obst | 0,016 | 9 | 0,664 | 18 | 0,106 | 18 |
| Getreide | 0,013 | 7 | 0,073 | 2 | 0,074 | 13 |
| Zucker und Zuckerwaren | 0,015 | 8 | 0,650 | 17 | 0,027 | 5 |
| Pflanzliche Fette und Öle | 0,007 | 4 | 0,040 | 1 | 0,003 | 1 |
| Margarine | 0,001 | 1 | * | | 0,002 | < 1 |
| Lebensmittel tierischer Herkunft | | | | | | |
| Rindfleisch | 0,003 | 2 | 0,064 | 2 | 0,014 | 2 |
| Schweinefleisch | 0,019 | 11 | 0,002 | < 1 | 0,018 | 3 |
| Innereien | 0,008 | 4 | 0,031 | < 1 | 0,016 | 3 |
| Milch und Milcherzeugnisse | 0,015 | 8 | 0,106 | 3 | 0,050 | 10 |
| Hühner-Eier | 0,003 | 2 | 0,006 | < 1 | 0,005 | 1 |
| Fisch | 0,041 | 23 | 0,026 | < 1 | 0,002 | < 1 |
| Genußmittel | | | | | | |
| Kakao und Kakaoerzeugnisse | 0,002 | 1 | 0,002 | < 1 | * | |
| Kaffee | 0,004 | 2 | 0,040 | 1 | * | |
| Tee und teeähnliche Erzeugnisse | 0,0001 | < 1 | * | | * | |
| Alkoholische Getränke | 0,019 | 11 | 0,515 | 14 | 0,137 | 24 |
| Alkoholfreie Getränke | * | | 0,576 | 15 | * | |
| | | 100 | | 100 | | 100 |

* Datenmaterial unzureichend

In Bild 17 sind die drei Lebensmittelgruppen und die relativen Zufuhrmengen an Blei, Cadmium und Quecksilber noch einmal zusammengefaßt.
Wir nehmen also zwei Drittel des gesamten Bleis über pflanzliche Nahrung auf, bei Cadmium etwa die Hälfte. Quecksilber nehmen wir dagegen zur Hälfte über tierische Lebensmittel auf und nur ein Drittel über pflanzliche.
Betrachten wir abschließend die Gesamtzufuhr pro Woche in Milligramm für die drei Schwermetalle Quecksilber, Blei und Cadmium, so können wir feststellen, daß gesundheitliche Bedenken noch nicht bestehen, wenn wir zur Beurteilung die von der Weltgesundheitsorganisation als duldbar angesehene Wochendosis für den Er-

wachsenen zugrunde legen. Bedenken müssen wir auch, daß die von der WHO festgelegten Werte als Richtwerte für einen längeren Zeitraum gelten sollen.
Andererseits zeigen aber die Zahlen, daß alles getan werden muß, um zu verhindern, daß wir immer mehr Schwermetalle aufnehmen. Eine Untersuchung an Baby-Fertignahrung zeigte, daß die wöchentliche Bleiaufnahme mit ca. 0,3 Milligramm deutlich niedriger liegt als bei der Erwachsenenkost und somit dem Kleinkindorganismus Rechnung getragen wird.

## Radioaktive Substanzen

Bei der Explosion einer Atombombe entstehen radioaktive Spaltprodukte – Radioisotope genannt –, die sich zunächst in der Atmosphäre, später aber auch auf der Erdoberfläche, auf die sie mit Wind und Regen gelangen, mehr oder weniger gleichmäßig verteilen („fallout"). Über die Nahrungskette Pflanze – Tier – Mensch gelangen die Radioisotope in den menschlichen Körper. Von der großen Zahl der radioaktiven Isotope sind bei unserer Betrachtung nur diejenigen wichtig, die durch ihre chemische Affinität zu bestimmten Organen in diesen festgehalten werden, wie z. B.

Bild 17. Etwa ⅔ der gesamten Bleizufuhr erfolgt über die pflanzliche Nahrung, bei Cadmium etwa die Hälfte. Bei Quecksilber sind es dagegen die tierischen Lebensmittel, die die Hälfte der Gesamtquecksilberzufuhr ausmachen. Pflanzliche Nahrung macht hierbei etwa ⅓ aus.

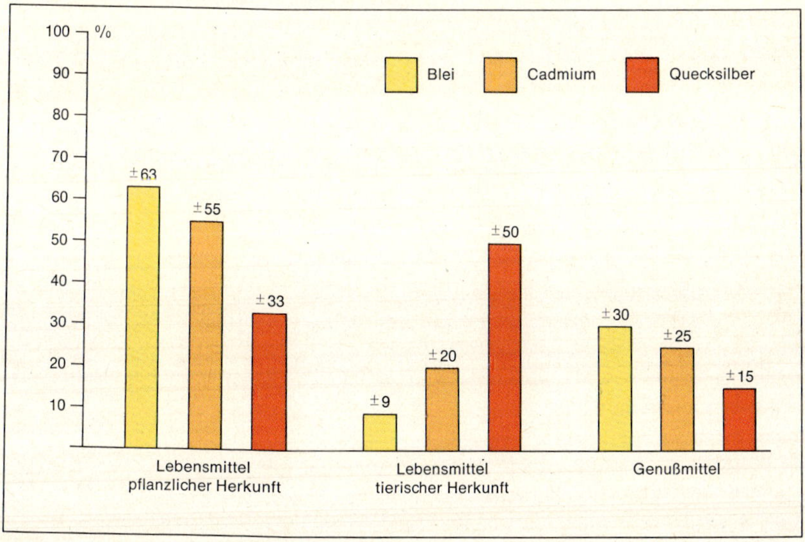

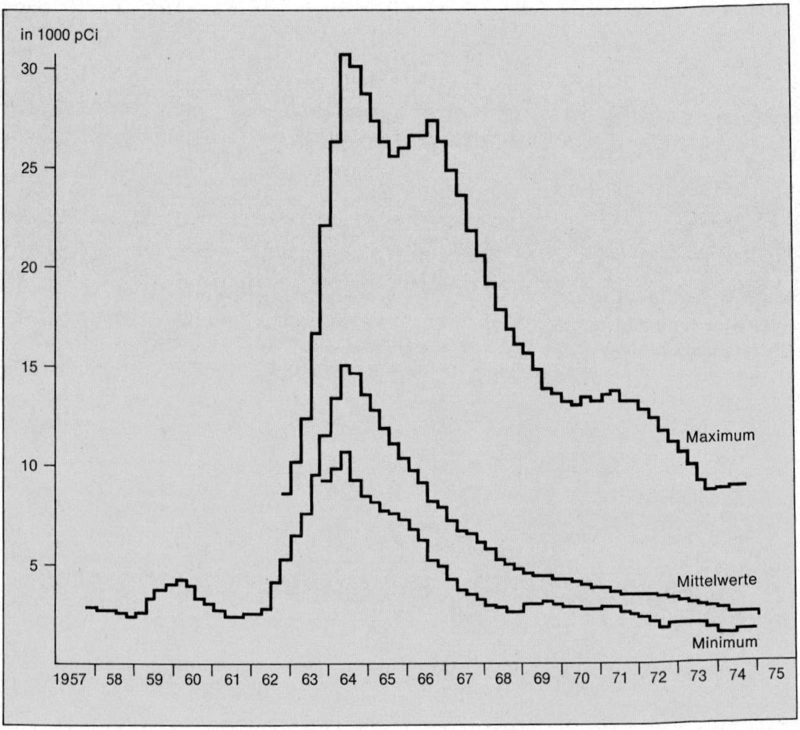


Bild 18. In einem Jahr mit täglich einem Liter Milch zugeführte Strontium-90-Aktivität (Vierteljahres-Mittelwerte, nach Bundesforsch. Anst. f. Milchwirtschaft Kiel, 1973).

Jod-131 in der Schilddrüse, Strontium-89 und -90 im Knochen oder Caesium-137 in der Muskulatur. Diese Organe sind dann über längere Zeit ihren Strahlen ausgesetzt. Aus diesem Grund hat man schon frühzeitig auf nationaler und internationaler Ebene die maximal zulässige Strahlenbelastung festgelegt (so z. B. Strahlenschutzverordnung), und man hat die Verseuchung der Lebensmittel in radiochemischen Laboratorien überprüft.

Diese Überprüfung war deshalb nötig geworden, weil vor allem die Atombombenexplosionen in der Atmosphäre in den 50er und 60er Jahren zu einem deutlichen Anstieg radioaktiver Substanzen in den Lebensmitteln geführt hatten. Im Jahr 1963 kam durch Übereinkommen der Großmächte das Atomstoppabkommen zustande.

Die Folge davon war, daß die Radioaktivität, die im Jahre 1964 am höchsten war, seitdem stetig abnimmt.

Aus den Atombombenversuchen der 60er Jahre lassen sich heute nur noch die langlebigen Isotope Caesium-137 und Strontium-90 in Pflanzenmaterialien nachweisen. Das beweist, daß der „fallout" aus dieser Zeit immer noch nicht ganz beendet ist. Das läßt sich gut am Verlauf des Strontium-90-Gehaltes in Lebensmitteln zeigen (siehe Bild 18). Andererseits kann man die kurzlebigen Isotope wie Jod-131 und Strontium-89 auch bei regelmäßiger Überwachung nur ganz vereinzelt in Lebensmitteln feststellen.

Einen interessanten Verlauf zeigt der Gehalt an Strontium-90 und Caesium-137 in Winterweizen aus Baden-Württemberg:

Deutlich sehen wir die hohen Werte Anfang der 60er Jahre; nach einem Minimum im Jahre 1967 weist ein vorübergehender Anstieg bis zum Jahre 1970 auf die französischen und chinesischen oberirdischen Versuchsexplosionen hin, die diese Länder unter dem Protest der Weltöffentlichkeit noch bis zum Jahr 1973 durchgeführt haben.

Die regelmäßige Überwachung anderer Grundnahrungsmittel zeigt einen vergleichbaren Verlauf. Es muß aber nachdrücklich betont werden, daß auch zu Zeiten des höchsten Gehaltes an Radioisotopen im Jahre 1964 niemals Konzentrationen gemessen wurden, die bedenklich gewesen wären. Die unterirdischen, heute noch von den USA und der UdSSR durchgeführten Kernwaffenversuche ließen nach allen bekannten Meßergebnissen die Radioaktivität in den Lebens-

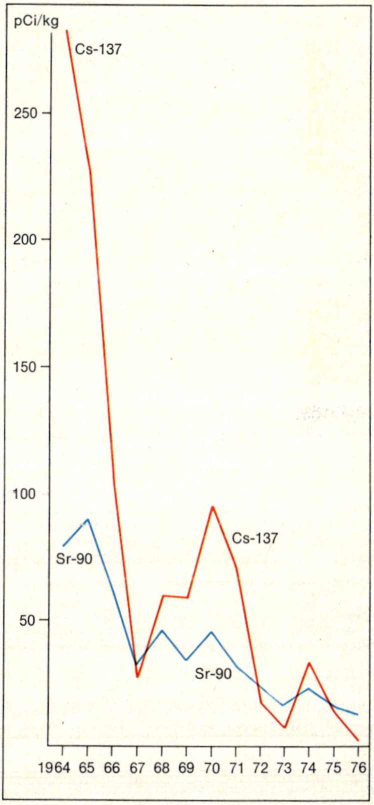


Bild 19. Gehalt an Caesium-137 und Strontium-90 in Winterweizen in Baden-Württemberg. Nach den erhöhten Werten Anfang der 60er Jahre ergibt sich für das Jahr 1967 eine deutlich verringerte Kontamination. Bis zum Jahre 1970 steigen die Werte aufgrund der chinesischen und französischen oberirdischen Kernwaffenversuche wieder etwas an, um in den folgenden Jahren ein Minimum zu erreichen.

mitteln nicht ansteigen. Eine strenge Beachtung der Strahlenschutzvorschriften und entsprechende technische Maßnahmen in den kerntechnischen Anlagen gewährleisten, daß die in Abluft und Abwasser von Kernkraftwerken in kleinen Mengen enthaltenen radioaktiven Stoffe die Strahlenbelastung der Bevölkerung nur ganz geringfügig erhöhen. Diese Belastung beträgt weniger als 1% der natürlichen Strahlung. Mit einem nachweisbaren Anstieg von radioaktiven Substanzen in den Lebensmitteln ist deshalb nicht zu rechnen.
Zur Gesamtstrahlenbelastung des menschlichen Körpers tragen nämlich auch die natürlich vorkommenden radioaktiven Elemente (z. B. radioaktives Kalium, Uran, Thorium, Radium), ferner die in Medizin, Wissenschaft und Technik verwendeten Radioisotope und Röntgenstrahlen bei. Die Verhältnisse zeigt die folgende Übersicht zur Gesamtstrahlenbelastung, die von der Abteilung für Strahlenhygiene des Bundesgesundheitsamtes veröffentlicht wurde (Stand 1974). Sie zeigt, daß die sowieso schon äußerst geringe Strahlenbelastung zu weniger als der Hälfte durch künstliche Strahlenquellen bedingt ist und daß die mit Lebensmitteln aufgenommene Radioaktivität nur einen ganz geringen Prozentsatz ausmacht.

Tabelle 6. Genetisch bedeutsame Strahlenbelastung des Menschen in der Bundesrepublik Deutschland, Auszug (Stand 1976).

| | |
|---|---|
| **Natürliche Strahlenbelastung**<br>(kosmische, terrestrische Strahlung) | ca. 110 Milli-Rem */Jahr |
| **Künstliche Strahlenbelastung** | ca. 60 Milli-Rem/Jahr |
| davon | |
| durch kerntechnische Anlagen | 1 Milli-Rem/Jahr |
| Radioisotope und Röntgenstrahlung in der Medizin | ca. 50 Milli-Rem/Jahr |
| Aus dem „fall out“ mit Lebensmitteln aufgenommene Radioaktivität | weniger als 1 Milli-Rem/Jahr |

* Einheit der biologisch wirksamen Strahlendosis

## Giftstoffe aus der Natur und bakterielle Verunreinigungen

Jedermann weiß, daß bittere Mandeln giftig sind. Sie enthalten nämlich ca. 5% einer Blausäure abspaltenden Verbindung, das Glykosid Amygdalin. Bestimmte Darmbakterien können diese Verbindung spalten und setzen dabei die Blausäure frei. So können aus 100 Gramm bitteren Mandeln ca. 250 Milligramm Blausäure entstehen. Die tödliche Blausäuredosis für den Erwachsenen wird mit 125 mg angegeben, diese Menge ist also in etwa 50 Gramm bitterer Mandeln oder etwa 6 Stück enthalten. Bei kleinen Kindern können schon drei bittere Mandeln Vergiftungserscheinungen hervorrufen. Noch gefährlicher ist begreiflicherweise das Bittermandelöl, das fette

Öl der Bittermandel: Bereits 10 Tropfen können bei Kindern tödlich sein. Um Vergiftungen zu verhüten, sollten wir also bittere Mandeln im Haushalt für Kinder unzugänglich aufbewahren und nur wohldosiert verwenden. Anstelle des Bittermandelöls sollte die Hausfrau zum Backen Bittermandelaroma verwenden.
Die veredelten Süßmandelbäume bringen neben süßen Mandeln auch bittere Mandeln hervor, und zwar bis zu 5%. Da die bitteren Mandeln nicht vollständig aussortiert werden können, dürfen die unbedenklichen süßen Mandeln höchstens bis zu 3% bittere enthalten.
Auch die Kerne von Zitronen, Pfirsichen, Aprikosen, Kirschen, Äpfeln, Birnen und Pflaumen enthalten Verbindungen, aus denen geringe Mengen Blausäure entstehen können. Beim Zerbeißen solcher Kerne können wir den Bittermandelgeschmack feststellen. Die Gehalte sind allerdings gering und bei normalen Verzehrgewohnheiten unbedenklich.
Weitere in der Natur vorkommende Gifte sind die Pilzgifte. Einige wichtige Giftpilze sind: der Grüne Knollenblätterpilz (*Amanita phalloides*), der Gelbe Knollenblätterpilz (*Amanita mappa*), der Pantherpilz (*Amanita pantherina*), der Fliegenpilz (*Amanita muscaria*) u. a. Der Verzehr solcher Pilze hat Erbrechen, Koliken, Kreislaufkollaps und Nierenschädigungen zur Folge. Verschiedene an sich giftige Pilze werden auch zur Erzeugung von Rauschzuständen verwendet.
Die vielerorts beliebte Waldmeisterbowle – auch Maibowle genannt – verdankt ihr charakteristisches Aroma einer Cumarinverbindung aus dem Waldmeister (*Asperula odorata*). Diese angenehm riechende Verbindung findet sich auch in frischem Heu und ausgeprägt im Süßklee (*Melilotus alba*) und macht deren angenehmen Geruch aus. Während das Cumarin in der frischen Pflanze in gebundener Form vorliegt und so unbedenklich ist, wird es beim Welken freigesetzt. Dann hat es die aus dem Tierversuch bekannte blutgerinnungshemmende Wirkung, die man bei der Bekämpfung von Nagetieren ausnutzt. Aus diesem Grund ist in Deutschland wie auch in vielen anderen Ländern die Verwendung von Cumarin als Aromastoff in Reinsubstanz verboten. Die Herstellung von Waldmeisterbowle ist erlaubt, wenn im fertigen Getränk der Cumaringehalt höchstens 5 mg je Liter beträgt. Diese Forderung können wir leicht erfüllen, wenn wir nur frisches Waldmeisterkraut verwenden.
Auch der Verzehr mehrerer roher grüner Bohnen und Feuerbohnen kann mindestens bei Kindern zu Darmentzündungen und Durchfällen mit Krämpfen führen. Schuld ist ein hitzeempfindlicher Eiweißstoff, der aber bei der küchenmäßigen Zubereitung zerstört wird.
Die bei uns als Küchengewürz beliebte und in geringen Dosen völlig harmlose Muskatnuß wird zum Gift, wenn man mehrere Gramm von ihr ißt und damit toxische Dosen von Myristicin aufnimmt.
Erst in den letzten Jahren ist man auf eine physiologisch sehr wirksame Substanz in

einem Lebensmittel gestoßen, das Histamin in Wein. Histamin hat eine deutlich blutdrucksenkende Wirkung. Es kommt im Wein nicht von Haus aus vor, sondern entsteht durch chemische Veränderung der natürlich vorkommenden Aminosäure Histidin beim biologischen Säureabbau in Gegenwart bestimmter Bakterien (Milchsäure-Kokken). Im Rotwein wurden in Einzelfällen bis zu 22 Milligramm Histamin je Liter, im Weißwein 1 – 5 mg/Liter festgestellt. Offensichtlich ist die Verträglichkeit in alkoholischer Lösung geringer, und die Blutdrucksenkung wird verlängert, weshalb man die Unverträglichkeit mancher Weine auch mit ihrem Histamingehalt in Zusammenhang gebracht hat. Man hat deshalb die verträgliche Menge mit 2 mg Histamin je Liter angenommen. Sicherlich spielen aber bei der Unverträglichkeit bestimmter Weine auch noch andere Stoffe wie z. B. Schweflige Säure eine Rolle.
Nahrungsmittelvergiftungen sind durch die bisher beschriebenen, natürlich vorkommenden Inhaltsstoffe bei normalen Verzehrgewohnheiten oder Beachtung von Vorsichtsmaßregeln praktisch nicht möglich.
Ausgesprochen heimtückische Vertreter der Natur sind aber die Schimmelpilze.

**Schimmelpilze – nützlich und gefährlich**

Als Alexander Fleming 1929 in verschiedenen Schimmelpilzarten wie z. B. im *Penicillicum notatum* das danach benannte Penicillin entdeckte, war dies die Geburtsstunde der Antibiotika-Therapie. Daß bestimmte Schimmelpilze auch ausgesprochene Gifte liefern, war damals noch unbekannt. Einige Schimmelpilze sind uns zwar willkommene Helfer bei der Gewinnung mancher Lebensmittel, z. B. bei der Erzeugung der Edelschimmelkäse Camembert, Roquefort oder Gorgonzola. Auch die Edelfäule beim Wein, verursacht durch *Botrytis cinerea,* wird als ausgesprochenes Qualitätsmerkmal angesehen. Wir dürfen aber keineswegs hieraus und aus der Entdeckung des Penicillins folgern, daß Schimmel in unseren Lebensmitteln immer etwas Unbedenkliches oder gar Gesundes wäre. Das Gegenteil ist häufig der Fall. Die erwähnten Edelschimmelpilze sind glücklicherweise unbedenklich; wir können also unsere beliebten Käsesorten und auch Wein mit Edelfäule bedenkenlos genießen.
In den 60er Jahren kam es zu einem zunächst mysteriösen Truthahnsterben in England, etwa 100 000 Tiere kamen um. Man ging der Sache nach und stellte fest, daß alle Tiere ein stark verschimmeltes Erdnußfutter gefressen hatten. Chemiker fanden in dem von dem Schimmelpilz *Aspergillus flavus* befallenen Futter ein Toxin (organisches Gift), das nach seiner Herkunft Aflatoxin genannt wurde. Heute kennen wir eine ganze Reihe von Schimmelpilzen, die Aflatoxin bilden, und inzwischen sind auch mehrere Aflatoxine bekannt (Aflatoxin $B_1$, $B_2$, $G_1$, $G_2$, $M_1$, $M_2$). Erst in den letzten Jahren wurden aber noch weitere Schimmelpilzgifte nachgewiesen, die man heute unter dem Sammelbegriff Mykotoxine zusammenfaßt.

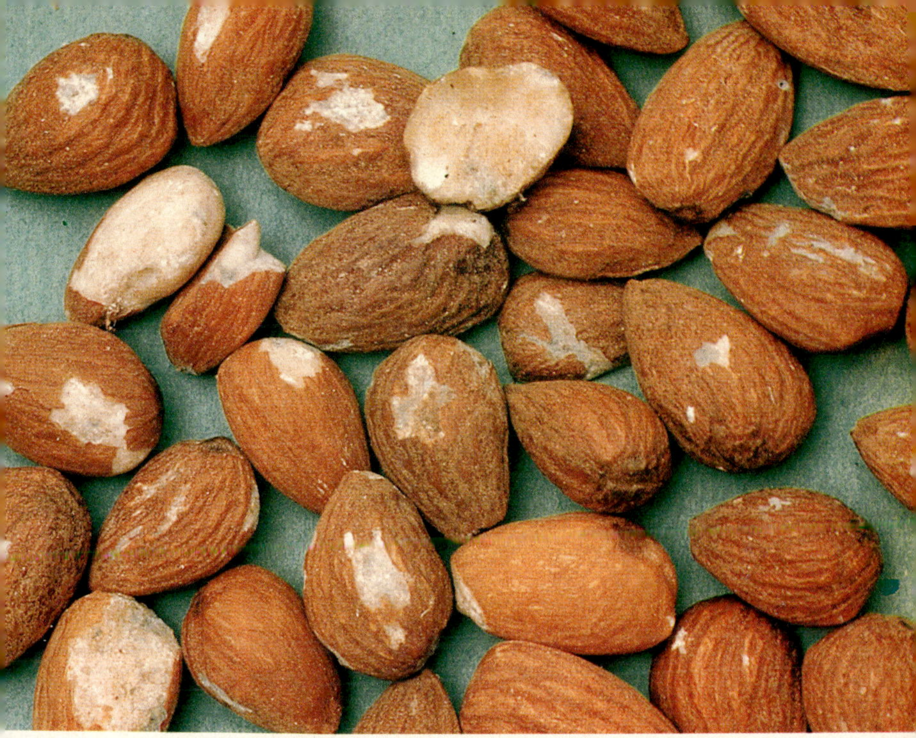

Bild 20. Manchmal erkennt man die Schimmelbildung auf Lebensmitteln erst nach genauerem Hinsehen, wie z. B. bei Mandeln und Nüssen. Im Geschmack macht sich dies jedoch regelmäßig bemerkbar.

Uns interessiert natürlich, wieweit diese Schimmelpilzgifte bei Genuß unserer Nahrung schädlich sein können. Bleiben wir bei den Aflatoxinen. Die Aflatoxine sind Gifte in zweierlei Hinsicht: Sie sind akut toxisch (siehe oben), und sie sind krebserregend. Zwar ist die Gefahr einer akuten Gesundheitsschädigung gering, da man dazu größere Mengen eines stark verschimmelten Lebensmittels verzehren müßte. Aber Aflatoxin $B_1$ ist der stärkste krebserregende Stoff, den wir derzeit kennen: Schon 10 Mikrogramm (– 1/1000 Milligramm) erzeugen im Tierversuch bei der Ratte mit Sicherheit Leberkrebs. Das ist eine erschreckende Erkenntnis, und Beweise dafür hat man wahrscheinlich sogar an Menschen selber gefunden. Bei gewissen Bantustämmen stellte man nämlich besonders häufig Leberkrebs fest, und gerade Erdnüsse (verschimmelte?) machen dort einen erheblichen Teil der Nahrung aus.

Die Gefahr durch verschimmelte Lebensmittel muß klar gesehen werden. Verschimmelte Lebensmittel wurden schon von jeher als verdorben angesehen, sie müssen aber heute als potentiell gesundheitsschädlich bezeichnet werden. Der Verbraucher sollte deshalb verschimmelte Lebensmittel zurückweisen. Ist ein Lebensmittel im Haushalt angeschimmelt oder schimmelig, so sollte man es vernichten oder mindestens tief ausschneiden. Bloßes Abschaben des sichtbaren Schimmelpilzrasens ge-

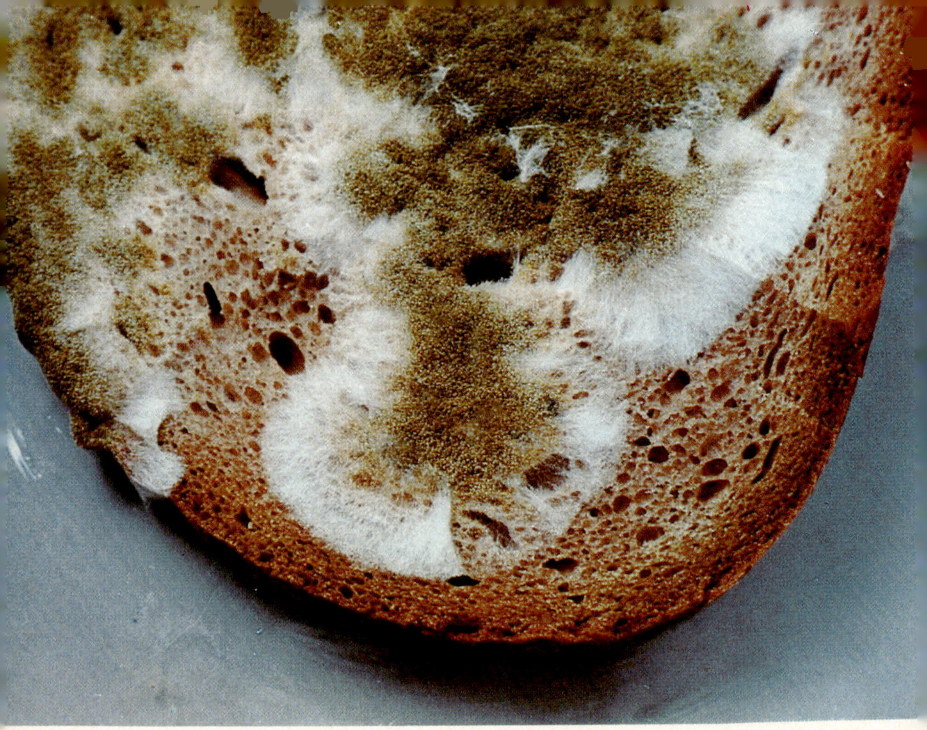

Bild 21. Ein verschimmeltes Stück Brot mit positivem Aflatoxinbefund.

nügt nicht, denn sowohl der Pilz selbst als auch das Aflatoxin dringen zentimetertief in das Lebensmittel ein. Besonders gefährdet sind Erdnüsse, Käse (nicht Edelschimmel), Getreideerzeugnisse, Brot, Mehl, Fruchtsäfte, Reis. Vor Diät-Müsli, das angeblich aus diätetischen Gründen verschimmelt ist, soll hier nachdrücklich gewarnt werden.

Ohne die Gefahren zu verharmlosen, muß auch bedacht werden, daß keineswegs alle Schimmelpilze Mykotoxine bilden. Das gilt nicht nur für die schon erwähnten Edelschimmelpilze, auch die Schimmelpilze auf Marmeladen, Konfitüren u. ä. erzeugen offensichtlich keine Mykotoxine, jedenfalls wurden bisher keine nachgewiesen. Verschimmelte Lebensmittel sind aber auch nicht mehr als Tierfutter geeignet, denn die Verfütterung verschimmelten Futters an Kühe führte zum Vorhandensein von Aflatoxinen in der Milch.

Um mögliche Gefahren zu bannen, ist gesetzlich festgelegt, daß Aflatoxine in Lebensmitteln nicht nachweisbar sein dürfen. Lebensmittel mit analysierbaren Mengen von Aflatoxinen sind in der Regel auch deutlich sichtbar verschimmelt. Das hat man bei der Untersuchung von Aflatoxin-gefährdeten Lebensmitteln festgestellt, wobei man die meisten positiven Befunde beim Mohn, Erdnüssen, Mandeln und Haselnüssen erhielt.

## Bakterielle Infektionen

Daß eine mögliche Lebensmittelvergiftung auch nach bakterieller Infektion des Lebensmittels und der Ausbildung von Bakteriengiften erfolgen kann, wird meist unterschätzt, und zwar sowohl was die Häufigkeit als auch die Gefährlichkeit betrifft. Eine statistische Untersuchung in den USA hat deutlich gezeigt, daß weit über 80% der akuten Lebensmittelvergiftungen bakterieller Art sind.
An erster Stelle sei das Botulismus-Toxin genannt, das durch *Clostridium botulinum* erzeugt wird. Sein Name stammt vom lateinischen Wort Botulus (= Wurst), da die ersten Krankheitsfälle in Form einer Wurstvergiftung auftraten. Ursachen für eine Infektion von Lebensmitteln mit *Clostridium botulinum* sind Verschmutzung und unzureichende Erhitzung. Jede Hausfrau weiß, daß sie beim Einmachen von Gemüse besondere Sorgfalt walten lassen und notfalls zweimal erhitzen muß, um auch die Sporen von Bakterien abzutöten. Da *Clostridium botulinum* ein sporenbildender Anaerobier ist, d. h. unter Ausschluß von Sauerstoff wächst, kann er an sich auch in Vakuumpackungen gedeihen. Für sein Gedeihen spielt auch der Säuregrad eine Rolle, säurehaltige Konserven wie Obst- und Früchtekonserven sind weit weniger ge-

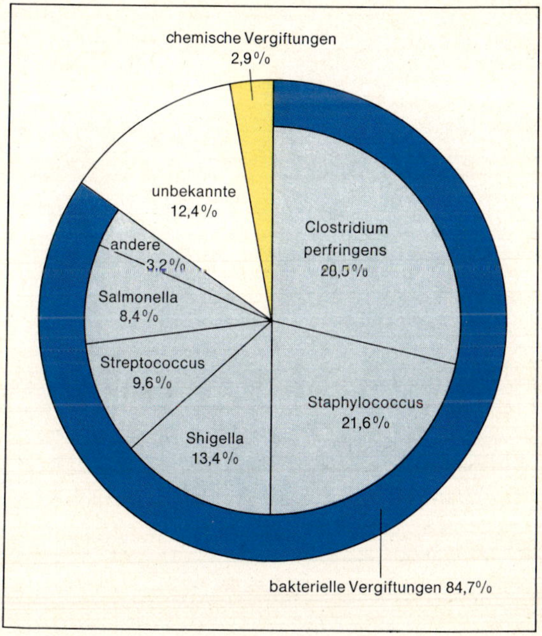


Bild 22. Prozentzahlen der gesicherten Fälle von Lebensmittelvergiftungen und Infektionen in den USA (Januar bis Juni 1971, National Center for Desease Control, nach Seeliger, 1973).

fährdet als Wurst- oder Gemüsekonserven. Im Jahr 1974 sind in der Bundesrepublik 40 Fälle (aus den USA 25 Fälle) von Botulismus-Erkrankungen bekannt geworden; Ursache waren vakuumverpackte, geräucherte Forellenfilets und geschnittener roher Schinken. Bei industriell hergestellten Vollkonserven wurde in keinem Fall Botulismus festgestellt. Verdächtige Konserven können wir so erkennen: Sie zeigen eine Gasbildung, wobei sich Deckel und Boden aufwölben (Bombage). Beim Öffnen solcher Dosen entweicht Gas nach außen, und übelriechendes Material tritt aus. Glücklicherweise, denn das Bakterium erzeugt neben seinen verschiedenen Nervengiften auch noch Zersetzungsprodukte der Lebensmittel, die übel riechen und schmecken und zur Verflüssigung mit Gasbildung führen. Das erzeugte Toxin ist einer der giftigsten Stoffe, die man kennt. Es ist ein Eiweißstoff (Globulin), von dem schon ein Mikrogramm (= 1/1000 Milligramm) beim erwachsenen Menschen tödlich wirkt. Es gibt sonst keinen Stoff, der so giftig ist. Die Vergiftungssymptome machen sich erst 8 – 12 Stunden nach dem Essen durch Übelkeit, Kopfschmerzen und Doppelsehen bemerkbar. Erst im weiteren Verlauf treten Lähmung der autonomen Muskulatur mit Schluck- und Sprachstörungen, Blasen- und Darmlähmung ein. Wird dann nicht rechtzeitig eingegriffen, tritt der Tod durch Atemlähmung ein. Die Konsequenz: Der Inhalt aufgewölbter Dosen und anderer Packungen darf auf keinen Fall verzehrt werden, denn es könnte sich um eine Bombage durch Botulismus-Infektion handeln.

Ein weiteres Beispiel bakterieller Lebensmittelvergiftung ist die Infektion durch Staphylokokken, die von Eitererregern des Menschen verursacht wird. Diese außerordentlich weitverbreiteten Eitererreger bilden manchmal den Giftstoff Enterotoxin, der, mit der Nahrung aufgenommen, zu sehr heftigen Brechdurchfällen führt. Diese

Bild 23. Schema der Staphylokokkenintoxikation (nach Seeliger, 1973).

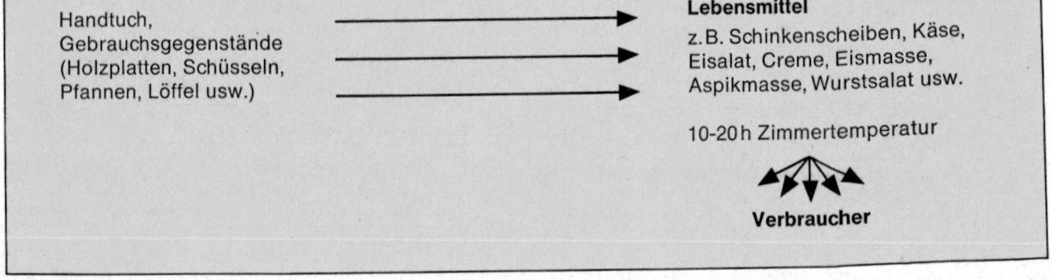

Brechdurchfälle treten charakteristisch schon 1 – 5 Stunden nach Verzehr eines infizierten Lebensmittels auf. So erkrankten zur Zeit der Versorgung Berlins über die Luftbrücke nach einer Mittagsmahlzeit in einer amerikanischen Militärkantine in Frankfurt Hunderte von Essensteilnehmern – darunter zahlreiche Piloten der Versorgungsflugzeuge – derartig schwer an Brechdurchfällen, daß der Flugbetrieb unterbrochen werden mußte. Die Ursache fand man in einem wohlschmeckenden Brotpudding, der giftbildende Eiterkokken enthielt. Diese stammten, wie man durch Untersuchungen eindeutig feststellen konnte, von Tellerwäschern, die an den Händen eiternde Schnittwunden hatten und die beim Abtrocknen auf die Oberfläche der Gefäße Eitererreger verschmiert hatten.
Im Jahre 1977 wurden in Teigwaren Staphylokokken nachgewiesen. Als eine der möglichen Infektionsquellen kamen auch die verarbeiteteten Eiprodukte in Frage. Durch Verarbeitung von keimarmen Rohstoffen und durch hygienisch einwandfreie Produktionsbedingungen konnte eine Verseuchung vermieden werden. Wenn auch die nachgewiesenen Staphylokokken selbst nicht gesundheitsschädlich waren, weil sie beim Kochen zerstört werden, so besteht doch immer die Gefahr, daß sich Toxin bildet, das hitzebeständig ist.
Im Jahre 1974 wurden Baden-Württemberg und das benachbarte Rheinland-Pfalz von einer Typhusepidemie heimgesucht, 383 Personen erkrankten. Die Ursache fand man in einem Kartoffelsalat, zu dessen Herstellung die Kartoffeln mit nicht einwandfreiem Betriebswasser gewaschen worden waren. Durch zu langes Stehenlassen des Wassers ohne Kühlung konnten sich die Erreger aus der Salmonella-Gruppe (*Salmonella panama*) vermehren. Abgesehen von dieser Epidemie werden immer wieder Fälle bekannt, bei denen Einzelpersonen erkranken, weil bei der Herstellung von Nahrungsmitteln zu wenig Sorgfalt und Sauberkeit herrschen. Man schätzt, daß ein Drittel der Typhuserkrankungen bei deutschen Touristen in den Sommermonaten in solchen Ländern erworben werden, wo die sanitären und hygienischen Verhältnisse der Küchenbetriebe unzureichend sind.
Die Erreger der Salmonellen-Infektion gelangen über das Schlachttier in die menschliche Nahrung. Die Schlachttiere werden durch erkrankte Tiere oder *Salmonella*-befallenes Futter infiziert. Das wurde deutlich, als zum Beispiel in den 50er Jahren Fischmehl aus tropischen Ländern verfüttert wurde, das aus Fischen hergestellt war, die in stark verschmutzten Flüssen gelebt hatten. Die Fische wurden auch noch unter freiem Himmel getrocknet und dann zusammen mit Fliegen und Schmutz zu Fischmehl vermahlen. Die Folge war, daß die Geflügelzucht in Westeuropa mit Salmonellenkeimen verseucht wurde, ja, daß man das Geflügel grundsätzlich als *Salmonella*-gefährdet ansehen mußte. Dies gilt auch heute noch, wenn das Futter nicht unter hygienischen Bedingungen hergestellt worden ist. Schutz vor einer Infektion sind gründliches Erhitzen durch Kochen und Braten sowie das Kühllagern in sauberen Gefäßen.

Enteneier sind grundsätzlich *Salmonella*-gefährdet. Hier muß man wegen der Lebensgewohnheit der Enten und ihrer Futtersuche im Schlick von Tümpeln immer mit Salmonellenbefall rechnen. Enteneier dürfen nur mit dem Hinweis „Entenei! 10 Minuten kochen!" verkauft werden. Roh oder nur weichgekocht dürfen Enteneier also nicht verzehrt werden.

## Krebserregende Kohlenwasserstoffe

Als man im Ruß eine krebserregende Substanz, nämlich das 3,4-Benzpyren, nachweisen konnte, sah man diese Substanz als Ursache für den bereits im 18. Jahrhundert bekannten Genitalkrebs bei Schornsteinfegern an. Man suchte weiter und fand im Ruß eine ganze Reihe chemisch ähnlich aufgebauter Verbindungen, die man als polycyclische aromatische Kohlenwasserstoffe bezeichnet. Diese Stoffe konnten aber nicht nur im Ruß, sondern auch in der Luft, im Tabakrauch, in Pflanzen, in Torferde, Teer usw. nachgewiesen werden. Nach Verbesserung der analytischen Möglichkeiten konnte man auch Lebensmittel in größerem Umfang untersuchen und interessanterweise Spuren dieser Substanzen in fast allen Lebensmitteln feststellen. Außer dem 3,4-Benzpyren fand man noch eine Reihe anderer Kohlenwasserstoffe, die nach heutiger Ansicht unbedenklich sind: Anthracen, Phenanthren, Pyren, Fluoranthen. Man konnte aber auch Kohlenwasserstoffe feststellen, die im Tierversuch krebserregende Eigenschaften aufwiesen: 1,2-Benzanthracen, 1,12-Benzperylen, 1,2,5,6-Di-benzanthracen u. a. Weil der Gehalt an den zuletzt genannten Substanzen in einem annähernd konstanten Verhältnis zum 3,4-Benzpyren-Gehalt steht, ist es erlaubt, dessen Konzentration stellvertretend für die Gesamtkontamination darzustellen.
Wie Bild 24 zeigt, weisen die untersuchten Proben aus Grünkohl den höchsten Benzpyren-Gehalt auf, dann folgen Kopfsalat, Spinat, Porree, Getreide. Der hohe Benzpyren-Gehalt des Grünkohls ist durch die verhältnismäßig lange Vegetationszeit und die damit längere Einwirkung der nachher noch zu untersuchenden Luftverschmutzungen und seiner großen Oberfläche im Verhältnis zum Gewicht bedingt. Die untersuchten Räucherwaren und auch der geröstete Kaffee haben einen geringen Gehalt an Benzpyren, ebenso im Freiland gewachsene Tomaten (günstiges Verhältnis von Oberfläche zu Gewicht), und in den verpackten Lebensmitteln wie Milch und Butter ist praktisch nichts nachweisbar. Natürlich kann diese Bilanz nicht für das einzelne Lebensmittel auf unserem Tisch gelten, aber sie kann immerhin die Größenordnungen aufzeigen.
Für die Ursache der Benzpyren-Gehalte sind vor allem drei Faktoren maßgebend, nämlich 1. eine gewisse natürliche Vorbelastung, die 2. durch Verschmutzung der Luft verstärkt werden kann und 3. die Entstehung krebserregender Kohlenwasserstoffe bei bestimmter Zubereitung.

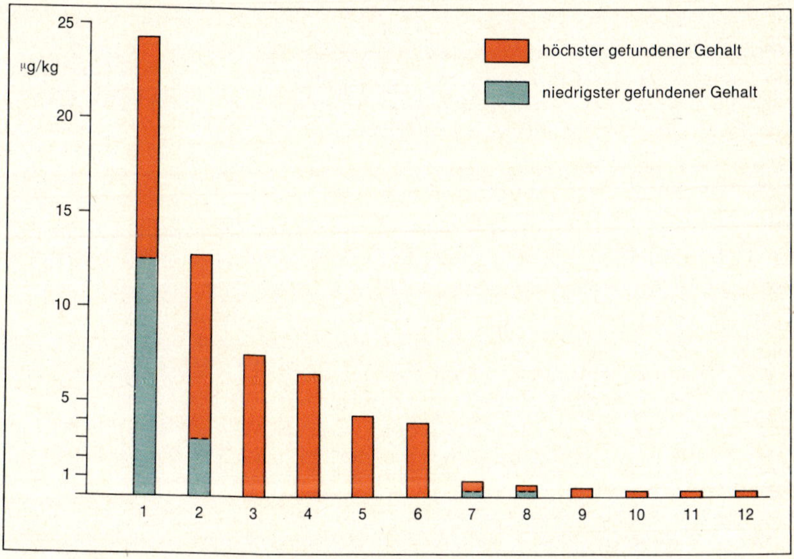


Bild 24. Vergleich des 3,4-Benzpyrengehaltes in Nahrungsmitteln (nach Grimmer, 1968)

| | 3,4-Benzpyren (µg/kg) |
|---|---|
| 1 = Grünkohl (5) * | 12,8 bis 24,5 |
| 2 = Kopfsalat (5) | 2,8 bis 12,8 |
| 3 = Spinat (1) | 7,4 |
| 4 = Porree (1) | 6,6 |
| 5 = Gerste, Weizen, Roggen (23) | 0,2 – 4,1 |
| 6 = Tee (2) | 3,7 – 3,9 |
| 7 = Gebratenes u. gegrilltes Fleisch (5) | 0,2 – 0,6 |
| Räucherfisch (4) | 0,1 – 0,8 |
| Räucherwurst (nur auf der Haut) | 0,2 – 0,4 |
| 8 = Gerösteter Kaffee (11) | 0,3 – 0,5 |
| 9 = Tomaten (1) | 0,2 |
| 10 = Milch in Flaschen (2) | 0,0 |
| 11 = Milch in Tüten (3) | 0,0 |
| 12 = Butter (2) | 0,0 |

* Die in Klammern gesetzten Werte sind die Anzahl der untersuchten Proben

## Natürliches Vorkommen

Nach den einigermaßen aufsehenerregenden Untersuchungen des Botanikers Gräf im Jahre 1965 dürfen wir annehmen, daß aromatische polycyclische Kohlenwasserstoffe zum Teil von den Pflanzen selbst gebildet werden; ja sogar, daß diese Stoffe als Wuchsstoffe in den Stoffwechsel der Pflanze eingreifen können. Weiterhin kann die Pflanze Kohlenwasserstoffe durch den Boden aufnehmen. Durch abgestorbene Pflanzenteile und deren Verwesung könnte man also von einem Kreislauf von Kohlenwasserstoffen sprechen. Der natürliche Gehalt an Kohlenwasserstoffen liegt nach diesen Untersuchungen bezogen auf die Leitsubstanz 3,4-Benzpyren bei ca. 0,3 Mikrogramm (1/1000 Milligramm)/kg frische Pflanze.

**Verschmutzung der Luft**

Die Untersuchung des Luftstaubes einiger in Industriegebieten liegender norddeutscher Großstädte hat ergeben, daß der Kohlenwasserstoffgehalt in den Wintermonaten um ein Mehrfaches höher ist als in den Sommermonaten, also starken jahreszeitlichen Schwankungen unterworfen ist. Eine Ursache liegt im zusätzlichen Ausstoß aus Heizungsanlagen im Winter, eine weitere in der beschleunigten Zerstörung der Kohlenwasserstoffe unter dem stärkeren Einfluß der Sonneneinstrahlung im Sommer. Einige Werte: Der 3,4-Benzpyrengehalt betrug in den Monaten Februar und März in verschiedenen Städten Nordrhein-Westfalens zwischen 40 und 400 μg/ 1000 $m^3$ Luft, im Monat Juli dagegen betrug die Menge nur 5 – 10% des Winterwertes (1968).
Diese Werte sind aber standortabhängig, und wir dürfen sie deshalb nicht verallgemeinern. Das erklärt andererseits aber auch, warum der Aromatengehalt von Nahrungspflanzen aus einem Industriegebiet höher sein kann als aus einem industrie- und verkehrsfernen Gebiet.

**„Cancerogene entstehen beim Grillen"**

So oder ähnlich lauteten Pressemeldungen vor einigen Jahren. Manch einer wird sich gefragt haben, ob er durch den Verzehr seiner auf dem Gartengrill über Holzkohle zubereiteten Würstchen seine Gesundheit gefährdet. Das ist, wie man heute nach eingehenden Untersuchungen weiß, nicht der Fall. Allerdings sollten wir eine Vorsichtsmaßnahme treffen, um den Gehalt an Kohlenwasserstoffen so niedrig wie möglich zu halten. Systematische Untersuchungen zum Grillvorgang, unternommen von der Bundesanstalt für Fleischforschung in Kulmbach, erbrachten nämlich einige beachtenswerte Ergebnisse (auch hier wird das 3,4-Benzpyren stellvertretend für die gesamte Verunreinigung genannt):
Die geringsten 3,4-Benzpyren-Gehalte wurden beim elektrischen Grillen gefunden (maximal 0,2 μ/kg). Beim Grillen mit Holzkohle liegen die Werte höher. Befindet sich das Grillgut waagerecht über der Glut, so scheint der Aromatengehalt vom Fettgehalt abhängig zu sein; bei magerem Fleisch und fettarmen Würstchen werden Werte bis zu 0,8 μg/kg gefunden, bei fettreichem Grillgut (Thüringer Bratwurst, Schweinebauch) bis zu ca. 13 μg/kg, in einem Extremfall sogar 50 μg/kg. Die hohen Werte bei fettreichen Lebensmitteln erklärt man damit, daß abtropfendes Fett in

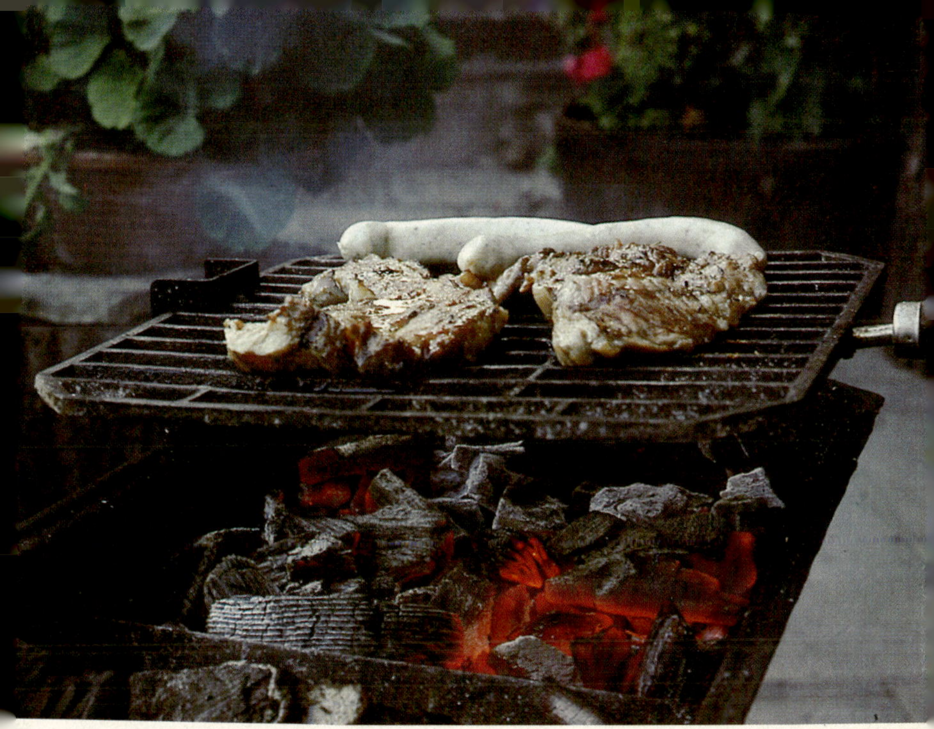

Bild 25. Liegt das Grillgut waagerecht über der Glut, dann ist der Gehalt an Schadstoffen im Lebensmittel um so höher, je mehr Fett abtropft und verbrennt.

der Glut verbrennt, wobei cancerogene Stoffe entstehen, die mit dem Rauch nach oben steigen und sich auf dem Lebensmittel niederschlagen. In der Tat läßt sich diese Annahme dadurch beweisen, daß bei senkrecht stehendem Grillrost nur noch ein Bruchteil der Aromaten festgestellt wurde, nämlich selbst bei fettem Schweinebauch nur noch 0,15 µg/kg, bei fetter Bratwurst nur noch 0,5 µg/kg. Und noch ein weiteres interessantes Ergebnis dieser Untersuchungen: Das Grillen über Kiefernzapfen liefert sehr hohe Benzpyrengehalte, im Mittel bei den genannten Lebensmitteln 50 µg/kg, im Höchstfall 190 µg/kg. Das sind die höchsten Werte, die man überhaupt je bei Lebensmitteln gefunden hat.
Um also die Gesamtbelastung so niedrig wie möglich zu halten, lohnt sich die Beachtung der beschriebenen Vorsichtsmaßregel. Aus dem gleichen Grund hat auch der Gesetzgeber einen Höchstwert von 1 µg 3,4-Benzpyren pro Kilogramm bei geräucherten Fleischwaren festgelegt. Denn auch beim Räuchern, Rösten, Dörren und beim Trocknen von Getreide durch direkte Einwirkung von Verbrennungsgasen wird der Gehalt an Aromaten leicht erhöht.
Nach allem derzeitigen Wissen deutet nichts darauf hin, daß ein gehäuftes Auftreten von Krebserkrankungen mit dem in Lebensmitteln festgestellten und beschrie-

benen Gehalten an diesen Kohlenwasserstoffen irgendwie im Zusammenhang steht. Auch wäre es sicherlich generell falsch, das Entstehen einer Krankheit durch Betrachten eines Teilaspektes untersuchen zu wollen.

## Fremdstoffe aus der Verpackung

Eine geregelte Lebensmittelversorgung wäre heute ohne die üblichen Verpackungsmaterialien aus Glas, Kunststoff, Metall, Papier usw. nicht möglich.
In der Tat ermöglicht erst die Verpackung eine längerfristige Lagerhaltung. Die Verpackung gewährleistet, daß der Verbraucher das Lebensmittel in der gewünschten Beschaffenheit in die Hand und auf den Tisch bekommt, so, wie es vom Erzeuger oder Hersteller in den Verkehr gebracht wurde. Man denke nur an die Konservendose oder an die Vakuum-Kunststoffverpackung. Durch die Einführung von Einwegverpackungen konnten Kosten gesenkt, Transportgewichte erniedrigt und die schwierige Reinigung von Rücklaufverpackungen umgangen werden. Allerdings hat uns die Einwegpackung auch die Schelte eingebracht, eine Wegwerfgesellschaft zu sein.
Es wäre aber unaufrichtig, wollte man verschweigen, daß durch die uns gewohnte und willkommene Verpackung nicht auch wieder Probleme entstehen, die uns unter dem gesundheitlichen Aspekt interessieren. So kann ein Verpackungsmittel technisch ungeeignet sein. Das wäre zum Beispiel der Fall, wenn eine Kunststoffverpackung für Erdnüsse eine nennenswerte Sauerstoffdurchlässigkeit zeigt und dadurch

Tabelle 7. Zinnaufnahme nach Offenstehenlassen von Grapefruitkonserven und Kondensmilch in Dosen.

| **Zinnaufnahme durch Grapefruit** | (Milligramm Zinn/kg Saft) | | |
|---|---|---|---|
| | Dose 1 | Dose 2 | Dose 3 |
| beim Öffnen | 20,3 | 40,6 | 36,1 |
| nach 2 Tagen, offen in der Dose | 87,2 | 59,0 | 65,3 |
| nach 4 Tagen, offen in der Dose | 364,0 | 105,5 | 265,0 |
| nach 6 Tagen, offen in der Dose | 488,0 | 579,0 | 608,0 |
| **Zinnaufnahme durch Kondensmilch** | (Milligramm Zinn/kg Milch) | | |
| beim Öffnen | 40,0 | | |
| nach 1 Tag, offen in der Dose (Kühlschrank) | 45,0 | | |
| nach 2 Tagen, offen in der Dose (Kühlschrank) | 92,0 | | |
| nach 3 Tagen, offen in der Dose (Kühlschrank) | 156,0 | | |
| nach 5 Tagen, offen in der Dose (Kühlschrank) | 259,0 | | |

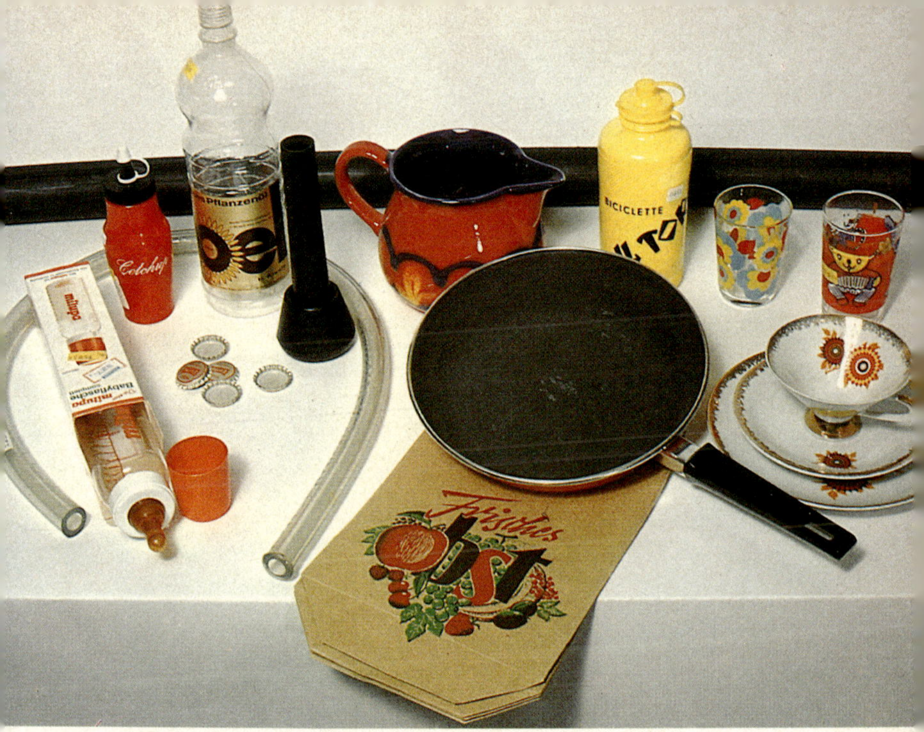


Bild 26. Im Rahmen der Lebensmittelüberwachung werden auch die abgebildeten Gegenstände des täglichen Bedarfs (Bedarfsgegenstände genannt) daraufhin untersucht, ob sie die Lebensmittel in gesundheitlicher oder sonstiger Hinsicht nachteilig beeinflussen.

die Erdnüsse ranzig werden, oder wenn die Umhüllung für ein Kindernährmittel auf Milchpulverbasis so wasserdampfdurchlässig ist, daß das Füllgut verklumpt, oder wenn die Kaffeeverpackung nicht genügend aromadicht ist, so daß der Kaffee an Aroma verliert. Fragen nach gesundheitlicher Unbedenklichkeit tauchen aber immer dann auf, wenn ein chemischer Bestandteil vom Verpackungsmittel auf das Lebensmittel übergeht.

Ein althergebrachtes und bestens bewährtes Verpackungsmittel ist die Weißblechkonservendose. Sie besteht aus Stahlblech mit einer Auflage aus Zinn. Es gibt Füllgüter, die eben diese Zinnauflage besonders angreifen, man sagt, sie sind aggressiv gegen Zinn. Nun passiert allerdings nichts in der geschlossenen Dose, denn dort herrscht ein Gleichgewicht der chemischen Reaktionen. Sobald aber die Dose geöffnet wird, kommt eine chemische Korrosion in Gang, die letztlich zur Ablösung der Zinnauflage führt. Wie das in der Praxis aussieht, zeigt Tabelle 7.

Aus diesen Zahlen können wir ersehen, daß der Zinngehalt der Lebensmittel nach Stehenlassen in der offenen unlackierten Dose sofort ansteigt und nach wenigen Tagen Werte erreicht, die gesundheitlich bedenklich sind. Als Grenze der Verkehrsfä-

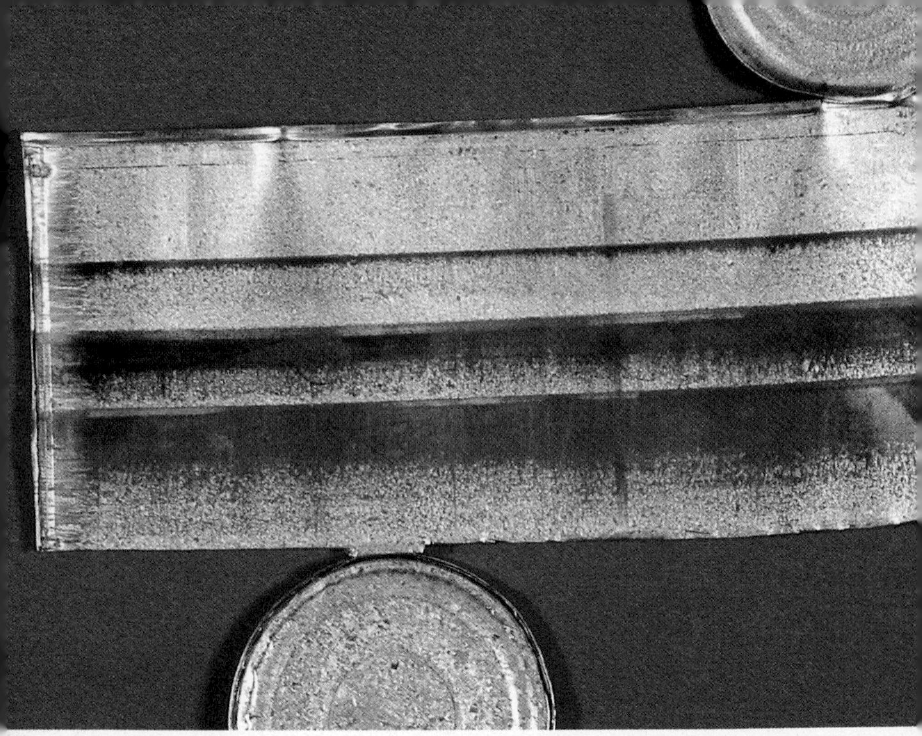

Bild 27. Diese aufgeschnittene Dose zeigt deutlich, wie nach Entnahme jeweils einer Scheibe Ananas an der neuen Flüssigkeitsoberfläche die Dosenwandung angegriffen wird. Dabei wird Zinn abgelöst.

higkeit gilt ein Gehalt von 250 mg Zinn pro Kilogramm. Zwar ist Zinn – nicht zu verwechseln mit Zink! – in gesundheitlicher Hinsicht relativ harmlos, aber eben nur relativ. So reagieren bekannterweise Kleinkinder anders als Erwachsene. Während den gesunden Erwachsenen ein erhöhter Zinngehalt wie in den obigen Beispielen außer im Geschmack kaum stört, kann er bei empfindlichen Personen und bei Kindern bereits zu Magen-Darm-Störungen mit Erbrechen führen. Die Konsequenz: Lebensmittel aus unlackierten Weißblechdosen müssen sofort – sonst wird es vergessen – in andere, nicht korrosionsanfällige Gefäße aus Glas, Kunststoff oder Porzellan umgefüllt werden. Wir dürfen jetzt aber nicht den falschen Schluß ziehen, daß man Weißblechdosen für aggressive Füllgüter gar nicht verwenden sollte. Dieser Schluß wäre praxisfremd und nicht gerechtfertigt, denn die bedenklich hohe Zinnaufnahme ist ja eine direkte Folge der unsachgemäßen Handhabung. Übrigens: Wer schon einmal seinen Kaffee mit einer Kondensmilch zubereitet hat, die mehrere Tage in der angebrochenen Dose gestanden hat, hat sich bestimmt über die graue, unansehnliche Farbe seines Kaffees geärgert. Außer der dünnen Zinnauflage wird nämlich auch etwas Eisen aus dem Grundmetall herausgelöst, das mit der

Gerbsäure des Kaffees eine chemische Verbindung eingeht, die diese Verfärbung verursacht. Nicht bedenklich – aber unappetitlich.
In dem Zusammenhang mit der Metallaufnahme aus der Konservendose muß noch ein weiteres Metall erwähnt werden: das Blei. Blei ist Bestandteil des Lotes an der Dosennaht. Diese sitzt zwar außen, aber geringe Mengen Blei können in die Innenfläche eintreten. Bei Untersuchungen wurde festgestellt, daß die Bleiaufnahme des Füllgutes auch nach Lagerung unter sehr strengen Bedingungen sehr gering ist. Selbst bei den sehr aggressiven Lebensmitteln Spinat, Stachelbeeren, Erdbeeren und Apfelmus betrug die Bleizunahme höchstens 0,3 mg/kg. Bei fetthaltigen Lebensmitteln und bei Speiseöl waren die Mengen noch geringer. Nur eine Vorsichtsmaßregel sollten sowohl der Verbraucher wie auch der Handel beherzigen: In stark verbeulten Dosen kann sowohl der Zinn- als auch der Bleigehalt stark ansteigen, sie sollten deshalb mit Vorsicht gebraucht werden.
Beim Thema „Zinn" taucht natürlich die Frage auf, wie die von unseren Vorfahren und auch heute wieder benützten Zinngeschirre zum Essen und Trinken zu beurteilen sind. Es bestehen aber keinerlei Bedenken, wenn das Material außer Zinn keine anderen gesundheitlich bedenklichen Elemente in nennenswerter Menge enthält. Das ist beim Reinzinn auf jeden Fall gewährleistet. Die Zinnaufnahme ist bei den kurzen Kontaktzeiten beim Essen und Trinken harmlos.
Von unserem gedeckten Tisch ist das Tafelgeschirr Porzellan nicht wegzudenken. Aber auch in der Küche spielt Porzellan bei der Zubereitung von Speisen und Getränken eine große Rolle. Das Porzellan ist der wichtigste Vertreter der „keramischen Massen"; Steingut, Irdengut und Tonwaren gehören ebenfalls hierher. Damit diese Geschirre für Flüssigkeiten dicht werden, muß man sie glasieren. Und eben diesen Glasuren werden – aus technischen Gründen – häufig Bleiverbindungen, meist als Bleioxid oder Bleiweiß – zugegeben. Bleiverbindungen sind aber gleichzeitig auch hochtemperaturbeständige Farben, weshalb man sie gerne für Bemalung und Dekors verwendet. Für diesen Zweck kommen wegen ihrer leuchtend schönen Rot- und Rotorangetöne auch Cadmiumverbindungen in Frage. Den Lebensmittelchemiker interessiert deshalb die Abgabe von Blei- und Cadmiumverbindungen aus Haushaltsgeschirren. Dabei ist es eine Frage der Qualität des Geschirres bzw. der Glasur, ob Schadstoffe herausgelöst werden. Hier spielen die richtige Mischung der Ausgangsmaterialien sowie die Brennbedingungen eine Rolle. Die Frage ist also nicht, ob Geschirre Blei- und Cadmiumverbindungen enthalten, sondern ob diese Schwermetalle in noch löslicher und damit herauslösbarer Form enthalten sind. Aufgrund des bloßen Augenscheins kann das leider nicht beantwortet werden, sondern alleine durch eine chemische Untersuchung. Erst eine Untersuchung kann zeigen, ob die im EG-Raum diskutierte maximal zulässige Bleiabgabe von 5 mg/l Gefäßinhalt und von 0,5 mg Cadmium pro Liter eingehalten wird. In der Bundesrepublik Deutschland werden derzeit noch wesentlich niedrigere Grenzwerte verlangt.

So legt z. B. in Baden-Württemberg und Hessen eine ministerielle Anweisung die höchste duldbare Bleiabgabe mit 2 mg pro Gefäß fest, was durchaus einhaltbar ist. Die diskutierte EG-Richtlinie trägt offenbar auch wirtschaftlichen Interessen Rechnung.

Bei der chemischen Prüfung wird das Geschirr mit 4%iger Essigsäure ausgelaugt, weil gerade essigsaure Speisen (z. B. Salatmarinaden) am meisten Schwermetalle herauslösen. Diesen Umstand kann sich der Verbraucher wiederum zunutze machen. Im Verdachtsfalle kann er das neue Geschirr eine halbe Stunde lang mit heißem halbkonzentrierten Haushaltsessig füllen oder auskochen und anschließend mit Leitungswasser kräftig nachspülen. Dann hat er einen Großteil der löslichen Schwermetalle entfernt.

Der Verbraucher kann mit Recht unterstellen, daß Qualitätsgeschirr auf dem deutschen Markt die obengenannten lebensmittelrechtlichen Anforderungen erfüllt. Etwas vorsichtiger sollte er bei Geschirren unbekannter Herkunft sein, und er sollte sich nicht scheuen, vor dem Kauf auch einmal nach der Beschaffenheit zu fragen und notfalls nicht zu kaufen, wenn die Auskunft unbefriedigend ist. Geradezu mißtrauisch sollten wir den im Ausland gekauften Urlaubsandenken ungewisser Herkunft gegenüber sein und sie sicherheitshalber nur als Dekor verwenden. Gewerblich importierte Waren werden von den deutschen Lebensmittelüberwachungsbehörden überprüft. So wurde zum Beispiel festgestellt, daß Porzellangeschirr aus dem Fernen Osten mit chinesischem Aufglasdekor bis zu 100 mg Blei pro Geschirrteil abgab. Und aus einem aus Spanien importierten Sangriatopf wurden sogar 2,16 Gramm Blei aus der ganzen Kanne mit 1,6 Liter Inhalt herausgelöst, d. h. mit jedem Viertelliter Sangriabowle werden maximal 338 mg Blei mitgetrunken. Mexikanische Teller, in Holzkohleöfen gebrannt, ergaben eine Bleilässigkeit von 460 – 640 mg Blei pro Teller.

Bei inländischem Geschirr wurden zwar auch hin und wieder Grenzwertüberschreitungen festgestellt, Beanstandungen wegen Gesundheitsschädlichkeit wie in den oben beschriebenen Einzelfällen mußten aber nicht ausgesprochen werden.

Auf eine erst in der letzten Zeit bekannt gewordene Möglichkeit der Cadmiumaufnahme sei hier noch hingewiesen: Cadmiumfarben sind hochtemperaturbeständig und eignen sich deshalb vorzüglich für Emaillierungen. Aus diesem Grunde wurden sie gerne für emaillierte Küchengeräte wie Kochtöpfe, Bratpfannen, Becher, Kannen, Trichter usw. verwendet. Dagegen läßt sich nichts sagen, solange die cadmiumhaltige Seite nicht mit Lebensmitteln direkt in Berührung kommen kann, denn Cadmium kann auch aus Emaille besonders von säurehaltigen Speisen herausgelöst werden. Wenn auch nur der Kochtopfdeckel innen mit cadmiumhaltiger Emaillierung versehen ist, so kann schon der in das Kochgut zurücktropfende Wasserdampf Cadmium herauslösen. Inzwischen dürfen Kochtöpfe oder Kochtopfdeckel innen nicht mehr mit cadmiumhaltiger Emaillierung versehen werden. Soweit derartige

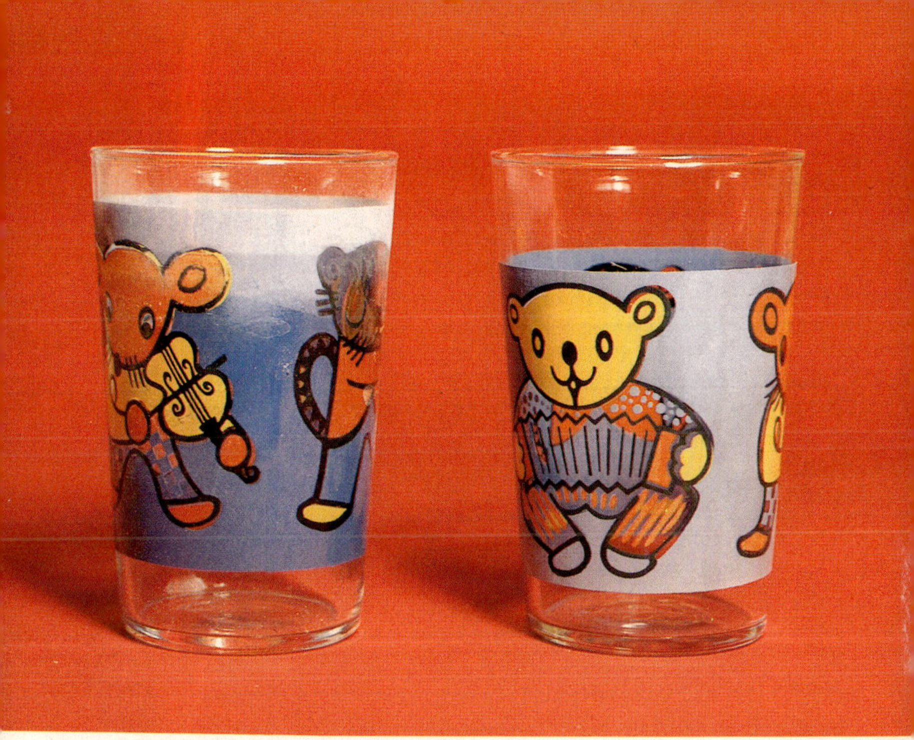

Bild 28. Beim linken Glas reicht das Dekor fast zum oberen Rand; bei der Laboruntersuchung wurde die Bemalung angegriffen und gab Blei- und Cadmiumverbindungen ab. Aufgrund der Beanstandung durch die Lebensmittelüberwachung wurde beim rechten Glas ein 2 cm breiter Trinkrand von Bemalung freigelassen.

Gefäße noch in der Küche verwendet werden, sollte man sie aussondern, jedenfalls aber für Lebensmittel nicht mehr benutzen. Keine Bedenken bestehen dagegen gegen eine cadmiumhaltige Außenemaillierung.

Auch aus Trinkgefäßen kann man Schwermetalle aufnehmen. So ist es besonders bei Gläsern für Kinder, aber auch bei Cocktailgläsern und anderen üblich, diese außen mit farblichen Dekors ansprechend zu bemalen. Weil diese Farben eingebrannt werden, eignen sich wegen der Temperaturbeständigkeit nur anorganische Farben, und wegen ihrer Leuchtkraft fällt die Wahl wieder auf Blei- und Cadmiumverbindungen.

Gesundheitliche Bedenken liegen darin, daß Kinder mit den Lippen die hochangesetzte Außenbemalung berühren, außen herablaufende Getränke ablecken und so direkt Blei und Cadmium aufnehmen können. Deshalb lautet die Forderung der Lebensmittelüberwachungsbehörden seit langem, daß die Hersteller entweder einen zwei Zentimeter breiten oberen Rand (Lippenrand) von Bemalung freilassen oder auf blei- und cadmiumabgebende Farben verzichten. Da andere Farben größere technische Umstellungen erfordern, wurde die Forderung nach dem von Bemalung freien Lippenrand eher erfüllt. Soweit im Haushalt noch ältere Gläser vorhanden sind, sollten sie nicht mehr benützt werden. Übrigens: Der beliebte Goldrand an Trinkgläsern ist unbedenklich.

Unbedenklich ist auch das wegen seiner Güte beliebte Bleiglas; selbst mit Essigsäure werden nur vernachlässigbare Spuren von Blei herausgelöst.

In letzter Zeit werden Bronzebestecke aus dem Fernen Osten immer beliebter. Zwar sind die beim Essen vom neuwertigen Besteck lösbaren Kupfermengen gesundheitlich unbedenklich, doch können sie sich im Geschmack bemerkbar machen. Wenn älteres Besteck Grünspan ansetzt, sollten wir es nicht mehr verwenden, weil dann die aufgenommenen Kupfermengen doch bedenklich sein können.

In diesem Kapitel darf eines der heute wichtigsten Verpackungsmaterialien, der Kunststoff, nicht fehlen. Gerade über dieses „nicht klassische" Material herrschen vielfach falsche Vorstellungen.

Ein kleiner Rundgang durch ein Lebensmittelgeschäft, ein Blick in unseren Kühlschrank oder auf unseren Tisch zeigen uns, in welchem Umfang Kunststoffe im Lebensmittelverkehr verwendet werden: Flaschen für Öl und Essig, Folien für Käse und Wurst, Fleisch und Gebäck, Verpackungen für Margarine, Milchprodukte, Knabbergebäck, Vakuumverpackungen für verschiedene Lebensmittel, Koch- und Bratfolie, Gefrierfolien, Eß- und Trinkgeschirre, kunststoffbeschichtete Bratpfannen und Backbleche, Vorratsgefäße usw. Mit dieser Aufzählung sind noch nicht die bei der Erzeugung, Herstellung und Weiterverarbeitung von Lebensmitteln benutzten Materialien erfaßt wie Maschinenteile, Schläuche, Fässer usw. Wir sehen, die Aufzählung ließe sich noch weiter ergänzen. Der Verbraucher fragt mit Recht, ob seine Lebensmittel durch die Fülle der Kunststoffverpackungen in irgendeiner Weise besonders in gesundheitlicher Hinsicht beeinträchtigt werden.

Will man etwa eine schmiegsame Folie z. B. zum Verpacken von Fleisch herstellen, muß man weichmachende Stoffe (sog. Weichmacher) zufügen. Während das polymere Grundmaterial eine weitgehend inerte (d. h. reaktionslose) Substanz ist, können die Zuschlagstoffe wie Weichmacher, Gleitmittel, Hitzestabilisatoren, Stabilisatoren gegen UV-Licht- und Sauerstoffeinfluß, Antistatika u. a. je nach ihrem chemischen Bau mehr oder minder herausgelöst werden und auf das Lebensmittel überwandern. Daß ihre Menge im Kunststoff so gering wie notwendig bleibt und daß davon so wenig wie möglich auf das Lebensmittel wandert, dafür sorgen das Lebensmittelgesetz und eine Kommission des Bundesgesundheitsamtes. Die zulässigen Mengen werden im einzelnen festgelegt. Es versteht sich von selbst, daß die möglicherweise übergewanderten Anteile in ihrer Menge so gering sein müssen, daß sie kein gesundheitliches Risiko darstellen.

Wie in allen Bereichen der Gesetzgebung kann auch das Lebensmittel- und Bedarfsgegenständegesetz nicht vor unsachgemäßer Verwendung schützen, sondern nur warnen. Eine solche Warnung findet sich auf kunststoffbeschichteten Bratpfannen: „Vorsicht! Nicht überhitzen! Gebrauchsanweisung beachten!“ Bei dieser Kunststoffbeschichtung handelt es sich um das hochtemperaturbeständige Polytetrafluoräthylen (Handelsnamen: Teflon, Hostaflon). Bei trockener Erhitzung oberhalb von 200° C zersetzt sich der Kunststoff, und es werden giftige, gasförmige Zersetzungsprodukte frei, die dann eingeatmet werden oder in das Bratgut gelangen können. Das kann aber nur passieren, wenn die Pfanne leer überhitzt wird. Sobald das Backgut in der Pfanne ist, steigt die Temperatur nicht mehr so hoch, und außerdem würde jedes Lebensmittel bei höherer Temperatur als 200° C verkohlen.

Zum Schluß noch ein Hinweis für den Verbraucher: Kunststoffgegenstände, die das in Bild 29 wiedergegebene Zeichen tragen, entsprechen den lebensmittelrechtlichen Bestimmungen.

Das klingt alles recht beruhigend, doch berichtet die Presse immer wieder über einen besonderen Kunststofftyp, das PVC (Polyvinylchlorid), das ein besonderer Umweltsünder sein soll. Beim Verbrennen von PVC entsteht Salzsäure, ein Problem, das uns hier nicht interessiert. Aber es gibt Meldungen, daß Arbeiter in PVC-Fabriken an einem besonders bösartigen Krebs der Leber erkrankt und gestorben sind. Und es gab Meldungen aus den USA, daß Whisky aus PVC-Flaschen den monomeren Ausgangsstoff für die Polymerisation von PVC, nämlich das Vinylchlorid („VC“), in einer Menge von 20 mg/l enthalten haben soll. Die amerikanische Gesundheitsbehörde FDA soll deshalb ein Verbot von PVC für Lebensmittelzwecke erwogen haben. Was hat es damit auf sich? Zu den Todesfällen kam es nach ständigem Einatmen des monomeren Vinylchlorids bei der Herstellung von PVC in der Fabrik. Hier ist es eine Aufgabe der Gewerbehygiene und -Toxikologie, durch ausreichende Be- und Entlüftung bei der Fabrikation für Abhilfe zu sorgen. Der Verbraucher fragt sich aber, ob er nicht durch Lebensmittel gefährdet ist, die in dem Kunststoff Polyvinylchlorid verpackt sind. Mit einem Übergang auf Lebensmittel ist aber praktisch nicht zu rechnen, da im Jahr 1977 der Rest-VC-Gehalt in den Gegenständen aus PVC auf den sehr niedrigen Gehalt von 1 mg/kg Kunststoff abgesenkt wurde.

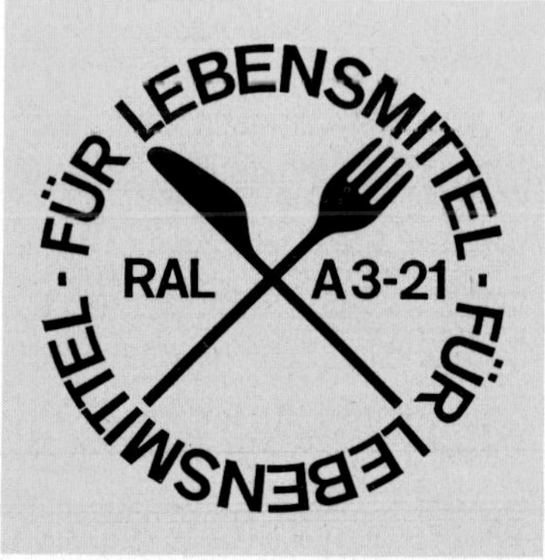


Bild 29. Kunststoffgegenstände mit diesem Zeichen erfüllen die lebensmittelrechtlichen Anforderungen (A3 – 21 ist das Kurzzeichen des Anwenders).

## Das Papier – wieder umweltfreundlich

Ein anderes Verpackungsmittel und mit ihm ein nahezu überall vorkommender Stoff der Umweltverschmutzung kam in den Jahren 1974/75 ins Kreuzverhör der öffentlichen Kritik: Das Papier und die „PCBs". „PCB" ist die Abkürzung für „polychlorierte Biphenyle". PCBs sind ein Gemisch aus mehreren Isomeren mit unterschiedlichem Chlorgehalt von ca. 40 – 60%. Sie sind hochviskose Flüssigkeiten und eignen sich deshalb als Isolier- und Hochdruckflüssigkeit. Man verwendet sie zum Beispiel in Transformatoren – also in einem geschlossenen technischen System. Darüber hinaus sind sie ihrer Konsistenz wegen geeignete Weichmacher für Kunststoffe, Lacke und Anstrichstoffe. Sie wurden aber in der Bundesrepublik aufgrund einer Festlegung des Bundesgesundheitsamtes für Kunststoffe zum Einsatz im Lebensmittelgebiet nie verwendet, sondern lediglich für technische Kunststoffe. So waren sie auch in farblosem Durchschreibepapier enthalten. Weiterhin sind PCBs geeignete Trägermaterialien und Lösungsmittel für bestimmte Wirkstoffe wie Pflanzenschutzmittel. Wir haben es also mit recht verbreiteten Substanzen zu tun, die über industrielle Abwässer und die Abfallbeseitigung in die Umwelt gelangen können. Gerade im Pflanzenschutz wurde im Ausland – vor allem in Kanada mit seinen großen Wäldern – beim Bekämpfen von Waldschädlingen aus der Luft unabsichtlich PCB mitverstäubt. Darum kann gerade Papier wegen seines Rohstoffes Holz PCB enthalten, man hat es nämlich auch schon in frisch geschlagenem Holz nachgewiesen. Auch wird bei der Herstellung von Papier Altpapier verwendet, so daß sich Restmengen von PCB im Laufe der Zeit summieren.

Uns interessiert, in welcher Menge PCB in unseren Lebensmittelverpackungspapieren enthalten ist. Die Untersuchung einer Lebensmitteluntersuchungsanstalt ergab, daß Mehltüten bis zu 200 mg PCBs pro Kilogramm Papier enthielten. Man stellte auch fest, daß diese Substanzen auch in das Mehl hineindiffundierten, und zwar wurde im Mehl eine Restmenge von maximal 2 mg/kg Mehl gefunden. Das sind keine hohen Werte, und die Mengen sind auch nicht direkt gesundheitsschädlich. Da sich aber chlorierte Kohlenwasserstoffe – und um die handelt es sich hier – unliebsamerweise im Fettgewebe anreichern, ist das Grund genug für eine Ablehnung. Außerdem müssen wir damit rechnen, diese Stoffe überall aufzunehmen, worauf im Kapitel „Pflanzenschutzmittel" schon eingegangen wurde.

Das Problem ist mittlerweile weitgehend gelöst; in den heute hergestellten Papieren zur Lebensmittelverpackung sind nur noch Restmengen von PCBs enthalten. Die Papiere müssen einer Festlegung des Bundesgesundheitsamtes entsprechen, wodurch gewährleistet ist, daß ein Übergang auf das Lebensmittel praktisch nicht mehr zu befürchten ist.

# Ein Kapitel Lebensmittelrecht

In den vorausgegangenen Kapiteln begegneten wir häufig dem Hinweis, daß der oder jener Sachverhalt durch lebensmittelrechtliche Vorschriften geregelt ist und daß somit Mißstände und Mängel behoben werden können. Das war nicht immer so. Es gab eine Zeit, in der Handel und Verkehr mit Lebensmitteln und Bedarfsgegenständen höchst unbefriedigt geregelt waren, etwa bis Mitte des 19. Jahrhunderts. Aus dem 15. Jahrhundert kennen wir die uns heute eher belustigenden Gerichtsurteile, wonach ein Gewürzfälscher seine mit Ziegelmehl vermischte Ware im Gefängnis selbst aufessen mußte oder wo ein Weinfälscher seinen mit Bleisalzen verunreinigten Wein selbst trinken mußte.

Das erste deutsche Lebensmittelgesetz entstand im Jahre 1879, und damit begann auch eine Lebensmittelüberwachung im heutigen Sinne. Der Reichstag beschloß damals angesichts der starken Ausweitung des Handels und Verkehrs nach dem Deutsch-Französischen Krieg 1870/71 und damit einhergehenden Mißständen das „Gesetz über den Verkehr mit Nahrungs-, Genußmitteln und Gebrauchsgegenständen“ vom 14. Mai 1879. Schon dieses erste deutsche Lebensmittelgesetz diente hauptsächlich zum Schutz der menschlichen Gesundheit, und dieses Prinzip

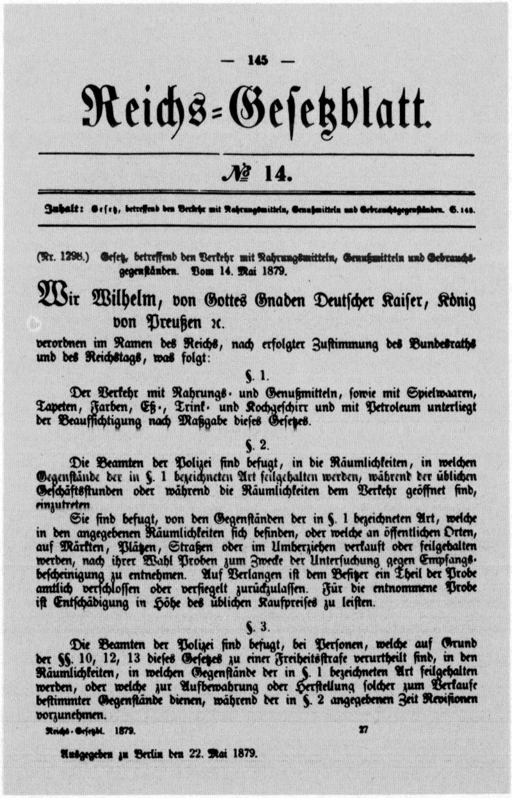

— 145 —

Reichs-Gesetzblatt.

№ 14.

Inhalt: Gesetz, betreffend den Verkehr mit Nahrungsmitteln, Genußmitteln und Gebrauchsgegenständen. S. 145.

(Nr. 1298.) Gesetz, betreffend den Verkehr mit Nahrungsmitteln, Genußmitteln und Gebrauchsgegenständen. Vom 14. Mai 1879.

Wir Wilhelm, von Gottes Gnaden Deutscher Kaiser, König von Preußen ꝛc.

verordnen im Namen des Reichs, nach erfolgter Zustimmung des Bundesraths und des Reichstags, was folgt:

§. 1.

Der Verkehr mit Nahrungs- und Genußmitteln, sowie mit Spielwaaren, Tapeten, Farben, Eß-, Trink- und Kochgeschirr und mit Petroleum unterliegt der Beaufsichtigung nach Maßgabe dieses Gesetzes.

§. 2.

Die Beamten der Polizei sind befugt, in die Räumlichkeiten, in welchen Gegenstände der in §. 1 bezeichneten Art feilgehalten werden, während der üblichen Geschäftsstunden oder während die Räumlichkeiten dem Verkehr geöffnet sind, einzutreten.

Sie sind befugt, von den Gegenständen der in §. 1 bezeichneten Art, welche in den angegebenen Räumlichkeiten sich befinden, oder welche an öffentlichen Orten, auf Märkten, Plätzen, Straßen oder im Umherziehen verkauft oder feilgehalten werden, nach ihrer Wahl Proben zum Zwecke der Untersuchung gegen Empfangsbescheinigung zu entnehmen. Auf Verlangen ist dem Besitzer ein Theil der Probe amtlich verschlossen oder versiegelt zurückzulassen. Für die entnommene Probe ist Entschädigung in Höhe des üblichen Kaufpreises zu leisten.

§. 3.

Die Beamten der Polizei sind befugt, bei Personen, welche auf Grund der §§. 10, 12, 13 dieses Gesetzes zu einer Freiheitsstrafe verurtheilt sind, in den Räumlichkeiten, in welchen Gegenstände der in §. 1 bezeichneten Art feilgehalten werden, oder welche zur Aufbewahrung oder Herstellung solcher zum Verkaufe bestimmter Gegenstände dienen, während der in §. 2 angegebenen Zeit Revisionen vorzunehmen.

Reichs-Gesetzbl. 1879. 27

Ausgegeben zu Berlin den 22. Mai 1879.

Bild 30. Schon das erste deutsche Lebensmittelgesetz aus dem Jahre 1879 wollte die Gesundheit schützen.

setzt sich auch im Gesetz von 1927 fort, das 1958 wesentlich ergänzt wurde (Einführung des Verbotsprinzips). Das gilt natürlich ebenso für das Lebensmittel- und Bedarfsgegenständegesetz vom 15. August 1974. Den Schutz der menschlichen Gesundheit würde auch jeder Verbraucher auf Befragen spontan als die Aufgabe eines solchen Gesetzes ansehen.

Daß aber der Verbraucherschutz noch weit darüber hinausgeht, indem das Lebensmittelgesetz und alle darauf aufbauenden übrigen Rechtsvorschriften auch den Schutz vor wirtschaftlicher Übervorteilung durch verdorbene (nicht mehr zum Verzehr geeignete), nachgemachte, wertgeminderte, geschönte und irreführend bezeichnete Lebensmittel gewährleistet, ist weithin unbekannt. Kauft nämlich der Verbraucher ein Lebensmittel, dessen Packung und Aufmachung mit dem tatsächlichen Inhalt nicht übereinstimmen, so ist dies irreführend. Der Kunde ist dazu wirtschaftlich geschädigt, denn er bezahlt ja den vollen Preis für ein von ihm höher bewertetes und erwartetes Lebensmittel.

Doch zurück zum ersten Grundsatz, dem Gesundheitsschutz. Dazu gehört auch, daß die den Lebensmitteln absichtlich zugefügten Stoffe gesundheitlich unbedenklich sind: Farbstoffe, Konservierungsstoffe, Fruchtbehandlungsmittel usw. Um dies sicherzustellen, wurde erstmals im Lebensmittelgesetz im Jahre 1958 festgelegt, daß den Lebensmitteln nur noch diejenigen nahrungsfremden Stoffe zugesetzt werden dürfen, die in einer Positivliste (z. B. Verordnung) für bestimmte Lebensmittel in einer festgelegten Menge erlaubt sind. Alle anderen Stoffe sind verboten. Dieses Prinzip nennt man deshalb auch das „Verbotsprinzip“, weil nämlich all das verboten ist, was nicht in irgendeiner Vorschrift ausdrücklich zugelassen ist. Weiterhin hat man festgelegt, daß die zugelassenen Stoffe „kenntlich zu machen“ sind, d. h. man muß sie angeben. Deshalb finden wir seitdem auf den Speisekarten die Angaben von Farbstoffen, Konservierungsstoffen mit anderen Zusatzstoffen, meist mit Nummern bei den Speisen. Deshalb finden wir auch auf Kaugummi die Angabe „Kaumasse mit fremden Stoffen“, und am Obststand unseres Lebensmittelhändlers bei den Zitrusfrüchten steht „mit Diphenyl ..., Schale nicht zum Verzehr geeignet“. Die Vorteile dieser Regelung liegen klar auf der Hand: Hersteller und Verarbeiter von Lebensmitteln wissen genau, welche Stoffe sie zusetzen dürfen (Positivliste), und der Gesetzgeber hat damit alle diejenigen Substanzen von Lebensmitteln ferngehalten, die auch nur entfernt in dem Verdacht stehen, gesundheitlich bedenklich zu sein, oder die nicht ausreichend toxikologisch geprüft sind.

In der Überschrift des heute gültigen wie auch der früheren Gesetze werden außer den Lebensmitteln die sogenannten Bedarfsgegenstände erwähnt. Darunter sind zunächst einmal diejenigen Gegenstände zu verstehen, die mit dem Lebensmittel in direkten Kontakt kommen (siehe auch Kapitel „Fremdstoffe aus der Verpackung“). Das sind also Maschinenteile im Lebensmittelbetrieb, Küchengeräte, Tafelgeschirre, Kindersauger, Verpackungsmaterial. Wenn man dann als Beispiele die weiteren

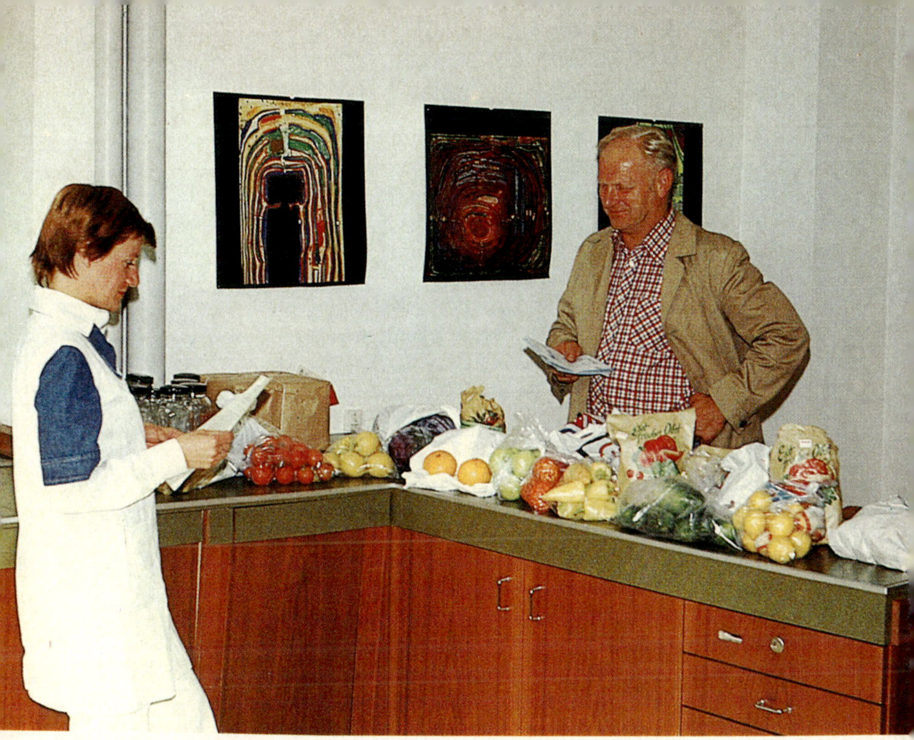

Bild 31. Ein Beamter der Lebensmittelpolizei überbringt in einem Chemischen Untersuchungsamt Proben zur routinemäßigen Untersuchung.

Gegenstände aufzählt, die zu den Bedarfsgegenständen gehören, wird die Notwendigkeit des Gesundheitsschutzes sofort klar: Zahnbürsten, Spielwaren, Masken, Brillengestelle, Textilien mit Hautkontakt, Haushaltsreinigungs- und Spülmittel, Raumsprays usw. Schließlich seien auch noch die kosmetischen Mittel erwähnt, die im Hinblick auf Gesundheitsschutz und Werbung geregelt sind.

Das Lebensmittel- und Bedarfsgegenständegesetz ist ein Rahmengesetz, das zwar generelle Richtlinien geben kann, aber nicht für spezielle Lebensmittel eine Regelung treffen kann. Deshalb gibt es zahlreiche weitere Gesetze und Verordnungen mit Vorschriften über die Herstellung, Zusammensetzung, Bearbeitung, Verpakkung und Bezeichnung von Lebensmitteln (Milchgesetz, Butter-Verordnung, Käse-Verordnung, Kakao-Verordnung, Verordnung über Obsterzeugnisse, Trinkwasser-Verordnung, Weingesetz u. v. a.). Entsprechende Vorschriften gibt es für die Bedarfsgegenstände.

Trotz all dieser Rechtsvorschriften wäre der Verbraucherschutz unvollständig, würde das Gesetz nicht auch gleichzeitig die Überwachung regeln. So ist festgelegt, wer überwacht und wie dies geschehen soll. In der Bundesrepublik sind die Polizeibehörden mit der Durchführung der Lebensmittelüberwachung beauftragt, also Landratsämter, Ordnungsämter, Bürgermeisterämter. Das sind Verwaltungsstellen. Die praktische Durchführung ist in den Bundesländern verschieden geregelt. Vielfach liegt sie beim Polizeivollzugsdienst (z. B. in Baden-Württemberg: Wirtschaftskontrolldienst). Die entnommenen Proben werden hauptsächlich bei den chemischen, ferner bei den tierärztlichen und medizinischen Untersuchungsämtern untersucht. Die Zahl der jährlich zu untersuchenden Proben ist festgelegt, sie richtet sich nach der Bevölkerungsdichte: pro 10 000 Einwohner müssen 50 Lebensmittelproben und 5 Proben von Bedarfsgegenständen pro Jahr genommen werden. So werden allein in den Laboratorien der chemischen Untersuchungsanstalten in der Bundesrepublik jährlich mehr als 330 000 Lebensmittelproben untersucht. Unter dem Gesichtspunkt des Umweltschutzes sind aus den Jahren 1969/70 die folgenden Zahlen interessant:

| | Zahl der untersuchten Proben |
|---|---|
| Trinkwasser | 42 649 |
| Rückstände in Lebensmitteln | 17 893 |
| Luftuntersuchungen | 51 497 |
| Rückstände in Wasser | 248 |
| Radioaktivität der Luft | 362 |
| Radioaktivität des Wassers | 2 703 |
| Radioaktive Substanzen in Lebensmitteln | 3 454 |

Das ist praktisch verwirklichter Verbraucherschutz! Und das in diesem Kapitel skizzierte Lebensmittel- und Bedarfsgegenständegesetz kann den Vergleich mit den entsprechenden Vorschriften anderer Länder aushalten, auch mit denen in den USA, die fälschlicherweise oft als strenger angesehen werden.
Unser Gesetz ist das strengere.

# Sachregister